臀肌运动功能障碍评估与纠正指南

[英]约翰·翰·吉本斯（John Gibbons）著 王悦 译

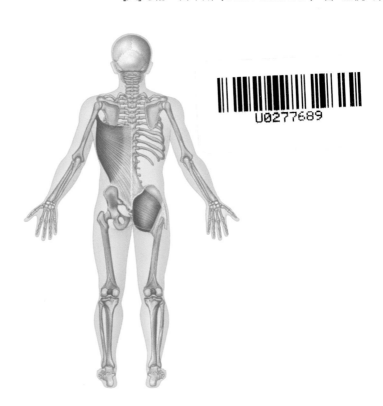

人 民 邮 电 出 版 社

北 京

图书在版编目（CIP）数据

臀肌运动功能障碍评估与纠正指南 / （英）约翰·吉
本斯著；王悦译. -- 北京：人民邮电出版社，2019.10
ISBN 978-7-115-49835-9

Ⅰ. ①臀… Ⅱ. ①约… ②王… Ⅲ. ①臀—肌肉—指
南 Ⅳ. ①R322.7-62

中国版本图书馆CIP数据核字(2019)第185539号

免责声明

本书内容旨在为大众提供有用的信息。所有材料（包括文本、图形和图像）仅供参考，不能替代医疗诊断、建议、治疗或来自专业人士的意见。所有读者在需要医疗或其他专业协助时，均应向专业的医疗保健机构或医生进行咨询。作者和出版商都已尽可能确保本书技术上的准确性以及合理性，并特别声明，不会承担由于使用本出版物中的材料而遭受的任何损伤所直接或间接产生的与个人或团体相关的一切责任、损失或风险。

内 容 提 要

　　本书首先通过肌肉及骨骼解剖图，对臀大肌与臀中肌的解剖学结构和功能进行了介绍，并对其激活模式的评估方法进行了讲解。接着，本书对臀大肌与臀中肌引发膝、足踝和腰椎疼痛的机制进行了分析。最后，本书采用分步图解的形式，对鉴别臀肌力弱的方法及臀肌稳定性练习进行了讲解，旨在帮助物理治疗师、体能教练、运动及健身爱好者正确地评估及纠正臀肌运动功能障碍，预防运动损伤。

◆ 著　　　　[英] 约翰·吉本斯（John Gibbons）
　　译　　　　王　悦
　　责任编辑　刘　蕊
　　责任印制　周昇亮

◆ 人民邮电出版社出版发行　　北京市丰台区成寿寺路 11 号
　　邮编　100164　　电子邮件　315@ptpress.com.cn
　　网址　http://www.ptpress.com.cn
　　北京虎彩文化传播有限公司印刷

◆ 开本：700×1000　1/16
　　印张：12.75　　　　　　　　2019 年 10 月第 1 版
　　字数：172 千字　　　　　　2024 年 12 月北京第 22 次印刷

著作权合同登记号　图字：01-2017-3638 号

定价：98.00 元

读者服务热线：**(010)81055296**　印装质量热线：**(010)81055316**
反盗版热线：**(010)81055315**
广告经营许可证：京东市监广登字 **20170147** 号

目录

谨以此书献给我的父亲约翰·安德鲁·吉本斯（John Andrew Gibbons），
希望他能在这里看到我所取得的成就；
同时，将此书献给我深爱的母亲玛格丽特·吉本斯（Margaret Gibbons）。

前言

我的第一本著作 *Muscle Energy Techniques: A Practical Guide for Physical Therapists* 的成功激发了我继续写作的梦想，我由衷地想撰写自己所感受到的物理治疗中最容易被忽视的板块之一——臀大肌。我在上一本书的最后一章介绍了臀大肌（Gmax）和臀中肌（Gmed）的功能，以及它们是如何影响步态模式，进而在身体其他部位引起疼痛和功能障碍的。我还简要讨论了髋伸展与髋外展具体动作的激活模式。不过，我现在想详细说明一下这个迷人的板块，希望在这本书里我能做到这一点。我还希望我的读者能够与他们的患者和讨论小组成员进行演示和解释如下内容：如果一个特定的激活顺序中出现了功能不足或错误的激活方式，人体可以通过发展一个存在功能障碍的模式从而形成一个自然的代偿机制。

在这本书中，我想带读者去"旅行"，就像我在第一本书中所做的那样。对于第一本书，我收到了铺天盖地的反馈：人们说我解释事物的方式引导他们开启了相关话题的"旅行"。我认为我的书（还有我的教学和文章）有点像拼图游戏：当你第一次打开盒子／封面的时候，你需要从很多碎片中找出合适的组合方式并拼成一张图片。读完一章后，你会把一些信息储存在大脑中，但是图像有些模糊。当你继续阅读后续的章节时，我真诚地希望有一个更清晰的画面开始形成。一旦将这本书从头到尾读了一遍，你应该有一个相对清晰的画面：可能无法做到完全的透彻，但希望此书的内容对于你来说足够使用且适用于你自己的临床环境。

我将详述肌力不足和失能的理论，以便讨论和论证这些问题如何以及为什么会在如此多的患者及运动员中引起疼痛与功能障碍。我还补充了一些辅助治疗方案，帮助物理治疗师寻找功能不足和失能的原因，而不是简单地治疗症状。一旦这些内容都被理解，病因都被解决，接下来我就希望物理治疗师能够使用特定的练习为运动员／患者最佳的臀肌控制给出建议。

我现在已经到了这样一个阶段：在我执教的几乎每一堂物理治疗课上（甚至在肩关节高级研修课中），经常被问到关于臀大肌以及它是如何在特定身体区域造成疼痛的问题。我总是口头上讨论这一现象是如何发生的，然后继续论证其原因和影响；然而，我从来没法说，读这样或那样的一本书，你就会找到答案。我现在写作的目的就是为了提供这样一本确实能给出此类答案的书。我想写这样一本书，随着时间的推移，它将会帮助成千上万的物理治疗师，不论他们是这个领域的学生，还是工作多年的物理治疗师。我相信这本书可以作为一本核心教材，为物理治疗领域那些想要更好地了解如何最大限度地利用臀大肌来达到其最佳的功能，从而有助于减轻患者的疼痛和身体几乎所有部分的功能障碍的人提供帮助。

很多年以前，我写了一篇文章，叫作《把关注投回臀大肌》（*Putting maximus back into the glutes*）。这些年来，我写了很多文章，但我认为这是我最重要的一篇文章；世界各地的很多物理治疗师都读过这篇文章，我收到了很多评论和来自物理治疗师（和患者）的邮件。我非常喜欢写这样的文章，所以我决定写一本关于臀大肌的书，因此就有了这本充分重视臀大肌的物理治疗师的实用指南。

上述那篇文章的修订版形成了本书的第 1 章，我想它会给你启发，激发你继续阅读的欲望。希望你能继续读完这本书的剩余部分，它将深入探讨为什么在你的运动员或患者身上出现了与臀肌相关的疼痛和功能障碍。

在土耳其度过的三周假期是我写文章的好时机。尽管我喜欢晒太阳，但是在阳光下度过所有的光阴并不是一个好主意，因为我过去遇到过一些皮肤癌的问题（事实上我的父亲因皮肤癌去世）；这是一个很好的写作机会。有一天早上，我坐在那里喝着咖啡，在笔记本电脑上打字，我的儿子托马斯走到我跟前，问我在做什么。他知道我在前一年写了一本书，我向他提过我想写另一本书，就是有关臀大肌的，但我不确定他当时是否理解我。我说我正开始写不久之前跟他提到的那本书；但试图向一个 12 岁的孩子解释臀大肌和臀中肌似乎有点困难，所以我告诉他，我正在写一本关于"屁股"肌肉的书。他说："爸爸，你写了一整本书，是关于屁股肌肉的吗？"我回答说："是的。"我的儿子接着说："但是屁股不就是一大团软绵绵的肉吗？"

现在开始我们的阅读旅程。我希望激励你继续阅读所有的章节，这样你就能更好地理解臀肌的作用。一旦你读完了这本书，你就会意识到，屁股不仅仅是一大团软绵绵的肉。

致谢

我要感谢 Lotus 出版社的乔恩·哈金斯（Jon Hutchings），让我有机会继续我的写作，希望这本书会像之前那本关于肌肉能量技术的书一样成功。

我还要感谢牛津大学体育学院的模特和杰克·米克斯（Jack Meeks），以及伊恩·泰勒（Ian Taylor），他们花了很多时间为这本书拍摄和剪辑照片。

我想感谢指导我完成整骨疗法训练的人，他是一位肌肉骨骼理疗师，名叫戈登·博斯沃思（Gordon Bosworth）。我认为，他是我见过的，如果不是最好的，一定是最好的治疗师之一。他曾经且现在仍在激励着我，让我成为今天的自己。

我必须提一下我的儿子——托马斯·里斯·吉本斯（Thomas Rhys Gibbons），因为他就是我的世界。他在我写这本书的时候已经 12 岁了，如果没有他，我就不会有动力，也不会为实现我迄今为止所取得的成就而进行奋斗。我的人生有许多梦想和抱负，其中之一就是在我所追求的任何道路或目标中取得成功。我想告诉我的儿子，当你把你的心放在实现最初认为可能无法实现的事情上，然后继续坚持，你会发现你的生活开始改变，你的梦想最终将成为现实，这也是我愿意做我想做的事的其中一个原因。

我期望将来，我的儿子会回顾我亲自写的献给他的这些书，并感觉到既然他的父亲已经完成了那些踌躇了好长一段时间才开始执行的事情，他自己同样能够很容易地做到。只需要在生活中有一个目标，在反应式中加入一些激情的成分，然后任何事情——我指的是任何事情——都可以实现。我希望我的成功和决心能激发并激励他在自己的生命中能做得更好。

也要感谢我的妹妹阿曼达·威廉姆斯（Amanda Williams）和她的家人。我真心希望她和她的孩子们——詹姆斯（James）和维多利亚（Victoria）（多年来我看着他们成长起来，并立志成为优秀的青少年）能够取得相当令人瞩目的成功，永远！

最后，非常感谢丹尼斯·托马斯（Denise Thomas），她多年来一直陪伴着我，经常忍受我的坏脾气。在过去的几年里，她一直在鼓励和引导着我，也给我自由去追求自己的梦想。没有她，这本书是不可能完成的。

约翰·吉本斯

缩写列表

ACJ   acromioclavicular joint 肩锁关节
AHC   anterior horn cell 前角细胞
AROM   active range of motion 主动活动度
ASIS   anterior superior iliac spine 髂前上棘
ATFL   anterior talofibular ligament 距腓前韧带
CFL   calcaneofibular ligament 跟腓韧带
CKC   closed kinetic chain 闭合性动力链练习
COG   center of gravity 重心
DDD   degenerative disc disease 椎间盘退行性疾病
EMG   electromyography 肌电图
GTO   Golgi tendon organ 高尔基腱器官
ILA   inferior lateral angle 下外侧角
ITB   iliotibial band 髂胫束
ITBFS   iliotibial band friction syndrome 髂胫束摩擦综合征
LLD   leg length discrepancy 两腿不等长
MCL   medial collateral ligament 内侧副韧带
MET   muscle energy technique 肌肉能量技术
MRI   magnetic resonance imaging 磁共振成像
MVIC   maximal voluntary isometric contraction 最大主动等长收缩
OA   osteoarthritis 骨关节炎
OKC   open kinetic chain 开放性动力链练习
PD   pelvic drop 骨盆下沉位移
PFPS   patellofemoral pain syndrome 髌股疼痛综合征
PHC   posterior horn cell 后角细胞
PIR   post-isometric relaxation 等长收缩后放松
PLS   posterior longitudinal sling 后纵吊索
PRE   progressive resistance exercise 渐进性抗阻训练
PROM   passive range of motion 被动活动度
PSIS   posterior superior iliac spine 髂后上棘
QL   quadratus lumborum 腰方肌
RI   reciprocal inhibition 交互抑制
ROM   range of motion 关节活动度
SCJ   sternoclavicular joint 胸锁关节
SCM   sternocleidomastoid 胸锁乳突肌
SIJ   sacroiliac joint 骶髂关节
STJ   subtalar joint 距下关节
TFL   tensor fasciae latae 阔筋膜张肌
TLF   thoracolumbar fascia 胸腰筋膜
TMJ   temporomandibular joint 颞下颌关节
TVA   transversus abdominis 腹横肌
VM   vastus medialis 股内侧肌
WP   wall press 下压墙壁
WS   wall squat 静态靠墙蹲

1

让臀大肌
名副其实

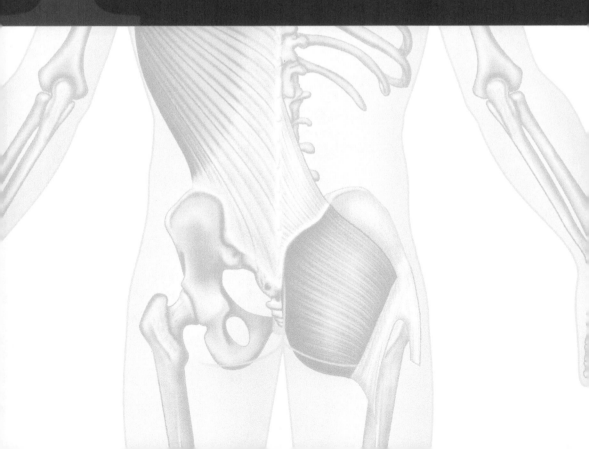

物理治疗师在我看来可被称作侦探：他们处理一些线索（患者的病史和症状），但必须带着患者做一个排除过程（通过身体评估），才有望找出并确定症状的实际潜在原因。本章的目的是简单地解释一个患者左肩区域疼痛的情况，并说明导致问题的原因可能是基于患者当前症状可能不会考虑到的身体区域。

这一章希望展示艾达·罗尔夫（Ida Rolf）博士的观点，即你认为疼痛是在某处，但问题不在那里。我想用我在牛津大学的物理治疗诊所的案例来证明罗尔夫博士的这一观点。随着临床治疗经验的增加，不仅在物理治疗的课程中，而且在我自己的诊所里作为一名职业运动整骨治疗师工作时，我确信许多患者和运动员所呈现的问题仅仅是症状，而不是实际原因。这是促使我写"把关注投回臀大肌"（Gibbons，2009）这篇文章的主要动力之一。本章是由这篇文章改编而来的，也自然引入了关于该主题的写作。

下面的案例研究只是我在本书中所提供的信息的一小部分。该个案研究所包含的信息取自一位真实的到我的诊所进行咨询的患者。

案例研究

患者是一位 34 岁的女性，她是英国皇家空军的体能教练。她主诉左侧肩胛骨的上端疼痛（图 1.1）。疼痛会在持续跑步 4 英里（1 英里约为 1.61 千米）时突然开始，因为疼痛太过剧烈，迫使她不得不停下来。这种不适随后会消退，但是如果她试图再次开始跑步，疼痛很快会再次来袭。跑步是唯一引起疼痛的活动。她抱怨该情况持续了 8 个月，且在过去的 3 个月里症状逐渐恶化，并开始影响她的工作。患者称其没有与之相关的病史或外伤。

她拜访过不同的执业医师，他们都把治疗聚焦在斜方肌上束，之后她拜访了一位整骨医师，其针对她的颈椎和肋骨区域进行了治疗。她所接受的治疗偏向于在受影响的区域采用软组织处理技术，即斜方肌、肩胛提肌、胸锁乳突肌（SCM）、斜角肌等。整骨医师也使用了快速松动技术来治疗颈椎 C4/C5 和 C5/C6 的关节突关节。局部使用了肌肉能量技术和扳机点放松术，这在治疗后短时间内能够对症状有所缓解，但当她试图跑步超过 4 英里时，症状和之前没有任何不同。患者称自己没有接受过任何扫描检查（如 MRI 或 X 线片）。

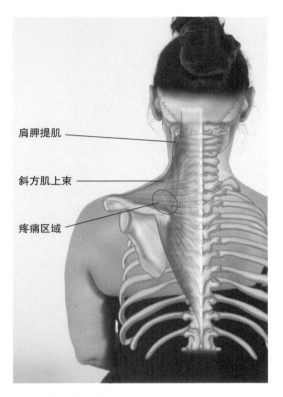

图 1.1　疼痛区域图——左侧肩胛骨上端

评估

在问诊（主观历史）期间，物理治疗师会对患者所表现出的疼痛进行针对性的提问，以便在他们的脑海中形成一个画面。这是物理治疗师提出假设的一般过程；这种类型的初步诊断将帮助治疗师推测哪个（些）组织可能导致患者所主诉的疼痛／症状。对于这个案例中所讨论的患者，可能引起其上肩胛骨疼痛的组织有：

- 斜方肌上束；
- 肩胛提肌；
- 斜角肌；
- 胸肋部位；
- 颈肋（经由 C7 横突所形成的额外肋骨）。

考察主观病史后，物理治疗师会接着进行一个客观的评估。治疗师此时使用专门的技术评估肌肉骨骼系统以得出一个更详尽的诊断。治疗师所采用的其中一种特定的技术可以是简单的关节活动度（ROM）测试。由患者发起并执行的关节活动度测试被称为主动关节活动度（AROM）测试。这种评估通常紧随着一系列被动关节活动度（PROM）测试；这些测试通常由治疗师在患者身上进行，用于检查受影响关节的完整度。抗阻测试紧随其后：这种特定的动作测试负责测试收缩组织（如肌肉和肌腱）的力量输出和动员参与水平。物理治疗师也通过触诊来确定受影响组织的状况，以及其他有针对性的测试来补充并完善诊断。

我的患者呈现疼痛的潜在原因是：

- 从颈椎 C4/C5 或 C5/C6 出现牵涉痛；
- 斜方肌上束和肩胛提肌存在保护性挛缩 / 紧张；
- 肩关节，甚至肩锁关节（ACJ）或胸锁关节（SCJ）的功能障碍；
- 颈椎 C4/C5 或 C5/C6 椎间盘膨出；
- 第一肋骨上浮；
- 颈肋（经由胸椎 C7 横突所形成的额外肋骨）；
- 斜角肌相对短缩 / 紧张；
- 位置上的——由于头部前倾导致上交叉综合征，短缩的胸大肌、胸小肌和胸锁乳突肌（SCM）引起的圆肩，可能存在较弱的菱形肌和前锯肌；
- 左肺上叶，牵涉至斜方肌；
- 膈肌由起始颈椎 C3 ~ C5 的膈神经支配；来自 C3 ~ C5 的皮节可以引起一种牵涉模式的疼痛，它可以放射到肩膀的区域（皮节是由单个神经根提供覆盖的皮肤区域）。

你可以看到，有很多潜在的原因导致患者出现其主诉的疼痛。这个列表并不是详尽无遗的，而是当面对一个常见的肩部 / 斜方肌疼痛时所需要重点考虑的其中某些路径。

以整体视角分析

我们现在综合地而不是局部地来评估案例研究患者，记住，疼痛只在跑完 4 英里之后才会出现。

当我第一次看到一个新的患者时，不管患者主诉的疼痛是什么，我通常会评估骨盆的位置和运动方式，因为我认为身体的这个部位是连接到身体其他部位的基础。我经常在诊所里发现，当我纠正一个功能失衡的骨盆时，患者表现出的症状会趋于稳定。然而，当我评估上述这个具体的患者时，我发现她的骨盆对齐度良好并拥有正确的运动方式。然后我继续测试了臀大肌的激活模式，这是我对那些经常参加体育活动的患者以及运动员做的测试。然而，我仅在自己感觉骨盆处于正确的位置时进行激活模式的顺序测试；这里包含的逻辑是当骨盆偏离正确的位置时，经常会得到一块肌肉激活错误的的阳性结果。

带着这个患者的问题，我发现其臀大肌的双侧无力／激活错误，但右侧臀大肌的激活时相似乎更为延迟。由于没有发现患者的骨盆有任何功能障碍，我进一步沿着这个思考方向进行研究。

在我们继续之前，我想提出几个问题让你们思考一下。

- 右侧臀大肌肌力弱是如何导致左侧斜方肌疼痛的？
- 臀大肌和斜方肌之间有联系吗？如果有，联系是什么？
- 我们能做些什么来纠正这个问题呢？
- 最初发生了什么才引起了这些问题？

为了回答这些问题，我们需要看一下臀大肌的功能解剖学，以及臀大肌与其他解剖学结构的关系，详见后面的章节。

臀大肌的功能

臀大肌的功能主要是作为一个强有力的臀部伸展肌和外旋肌，但它也在稳定骶髂关节（SIJ）的过程中起到了一定的作用，其帮助骶髂关节在经历步态周期时强行关闭。

部分臀大肌肌纤维与骶结节韧带连接，从骶骨起始至坐骨结节。这个韧带被称为帮助稳定 SIJ 的关键韧带。为了更好地理解这个功能，我们首先需要考虑两个概念，与 SIJ 稳定性相关的"形封闭"和"力封闭"（图 1.2）。

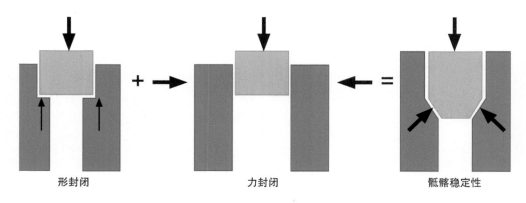

形封闭　　　　　　　力封闭　　　　　　　骶髂稳定性

图 1.2　形封闭和力封闭

骶骨的形状——骶骨嵴及表面的凹槽，还有它被牢牢抵在髂骨之间的实际状态，很自然地有助于 SIJ 拥有稳定性。这就是形封闭。如果骶骨和髂骨的关节面有完美形封闭地整合在一起，那么关节将无法活动。然而，SIJ 的形封闭并不完美，是可以活动的，这意味着在负重过程中需要稳定性的参与。这是通过在负重时增加压缩载荷来实现的；周围的韧带、肌肉和筋膜都有参与。这些额外的作用力对 SIJ 的压缩机制被称为力封闭。

当身体有效地工作时，就可以充分地控制髋骨和骶骨之间的力，并且在躯干、骨盆和腿部之间转移负荷。那么我们如何将这与患者诉说的病痛联系起来呢？在我之前的一篇文章（Gibbons，2008）中，关于针对牛津赛艇队的训练，我写过后斜向肌筋膜吊索系统。该结构通过胸腰筋膜直接将右侧臀大肌连接到左侧背阔肌（图 1.3）。背阔肌与肱骨的内侧相连，它的功能之一是使肩胛骨倚靠在胸廓上，并辅助肩胛骨的沉降动作。

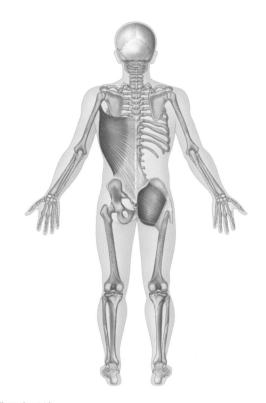

图 1.3　后斜向肌筋膜吊索系统

全部拼起来

那么我们知道什么？我们知道，患者的右侧臀大肌在其激活模式方面稍微慢一些，这一肌肉在 SIJ 的力封闭过程中起作用。这告诉我们，如果臀大肌不能行使稳定 SIJ 的功能，那么其他肌肉将协助稳定该关节。左侧背阔肌是帮助稳定右臀大肌及 SIJ 的协同肌。当患者参与跑步运动时，每次她的右侧腿接触地面并一次次进行步态周期循环时，左边的背阔肌就会过度收缩。这导致左侧肩胛骨被动沉降，而对抗沉降的肌肉将是斜方肌上束和肩胛提肌。随后，这些肌肉开始疲劳。对于所讨论的患者，这种情况发生在大约 4 英里远的地方，就在这时她感到左上侧肩胛骨开始疼痛。

治疗

你可能认为，治疗臀大肌肌力不足的方法就是简单地规定基于力量的练习。然而，在实践中，这并不总是正确的解决方案，因为有时更紧张的拮抗肌会导致明显的肌无力。这个案例中的拮抗肌是髂腰肌（髋屈肌），这一肌肉短缩会导致臀大肌的抑制继而发生肌力不足。我对这个难题的回答是，牵伸患者的右侧髂腰肌，看它是否促进了臀大肌的激活，同时引入针对臀大肌力量练习。所有这些将在第 8 章和第 12 章进行更详细的解释。

预后和结论

我建议患者停止跑步，并让她的伴侣辅助其牵伸髂腰肌、股直肌以及髋内收肌，每日 2 次。在下一次治疗前，我还建议她每天进行 2 次力量练习（这些练习将在以后的章节中进行讨论）。10 天后，我重新评估了她的症状，发现在髋关节伸展激活模式测试中，臀大肌的激活模式正常，并且髂腰肌、股直肌和髋内收肌的紧张度降低。因为有了这些积极的结果，我建议她在舒适的范围内尽量跑得更远。我不确定我的治疗是否会修正她所呈现的问题，但她报告说，她在 6 英里长跑期间及之后再没有疼痛。患者一直保持着无疼痛的状态并继续定期进行臀大肌强化练习并使用牵伸技术延展紧张的肌肉。

这个案例研究表明，通常情况下问题的潜在原因可能不在症状 / 疼痛表现出来的地方，这意味着需要充分考虑所有的路径。我希望本研究的信息能激起你继续阅读的兴趣，因为这里所提供的信息只是接下来几章讨论的内容的一部分。记住，这本书是我所说的拼图游戏，如果你坚持读下去的话，画面最终会变得越发清晰。

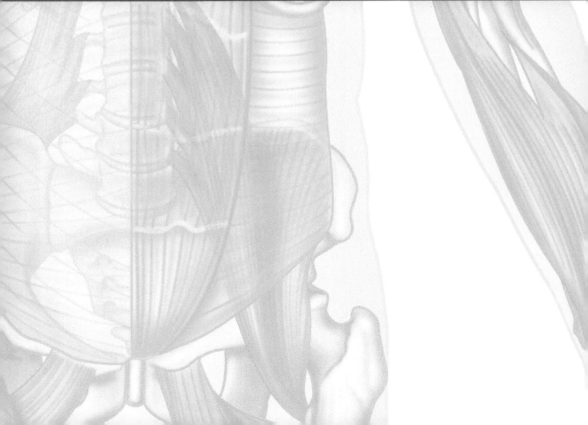

肌肉失衡和
肌筋膜吊索

2

这一章将介绍关于肌肉不平衡的相关内容，我认为这对于导致臀大肌功能失衡而言非常重要。虽然我并不经常单独提到臀大肌，但仍有必要了解各类型肌肉的功能，更重要的是，它们如何影响整个身体的状况。如果我们感受到了疼痛，就可以有把握地认为，很可能在我们身体的某个地方出现了功能障碍；如果存在功能障碍，可以说我们已经失衡；如果我们已经失衡，那么我就可以保证臀大肌将会参与到这个功能失调的过程中的每个环节。

人们通常被认为是有习惯的动物：我们经常喜欢重复，这样才会变得常态化。让我们以髂腰肌为例。我个人认为，在大部分时间里，这种肌肉总是处于"被迫缩短"的状态，因为早上起床后，我们会很自然地坐在餐桌旁吃早餐，上车并开车去上班。上班的时候，大多数人一天中的大部分时间都会坐在办公桌前。甚至在吃午饭或休息的时候我们也坐下来。工作结束后，我们回到车里并开车回家，然后坐下来吃晚饭，然后放松下来，坐在扶手椅或沙发上看电视。当我们最终上床睡觉的时候，许多人发现，唯一舒适的睡姿是胎儿型体位，这进一步使问题恶化。当我们醒来后，整个过程再重复进行。

我敢肯定，到现在为止，你已经明白，髂腰肌很自然地由于我们重复使用的习惯和生活方式而被迫在一天中的大部分时间处于缩短状态。你会在后面的章节中读到，因为这块肌肉被迫处于非自然的缩短的状态，所以它最终会变成一个过度紧张的结构。因此，髂腰肌的紧张可以成为拼图中的一小块，也可以是患者所呈现出的症状的重要线索。髂腰肌可能是解开这个问题的关键，因为如果它在一个缩短的状态，它的拮抗肌的长度——在这个案例中是臀大肌——将有可能被改变。如果臀大肌所在的肌群持续地长时间保持在一个被拉长的状态，那么肌力不足就会随之而来。

姿势

定义：姿势是身体的状态或体位（Thomas，1997）。根据 Martin（2002）的观点，姿势应该实现 3 个功能。

- 身体各个环节在任意姿势下保持排列的一致性：仰卧、俯卧、坐姿、四点支撑的俯卧位以及站立位。

- 对即将产生的需主动控制以及有目标驱动的动作，例如伸够物品和迈步动作，进行动作的预准备。
- 对非预期的动作变化或外来干扰姿势的运动做出反应。

从上面可以看出，姿势既可以是一个活动的状态也可以是一个完全静止的状态，它近似于一种平衡。在任何时候都必须保持最佳的姿势，不仅是在静止的姿势时（如坐姿和站立位）需要保持，而且在运动时也要如此。

如果在运动过程中鼓励最佳姿势和姿势控制，那么良好的静态姿势原则就必须被充分重视。一旦理解了这些，就可以识别不良的姿势并采取纠正策略。

- 良好的姿势得益于肌肉和骨骼的平衡状态，它保护身体的支撑结构不受损伤或渐进性的形态变化，无论这些结构处于工作或休息时的任何姿势（如直立位、躺卧位、蹲坐位或背屈曲位）。
- 不良的姿势呈现出的是身体多个部位的一种错误关系，它会增加支撑结构的压力，而在这种支撑结构的基础上则会影响身体的有效平衡。

正如我们所知，神经肌肉系统由慢肌纤维和快肌纤维组成，每一种肌纤维在身体功能中都有不同的作用。慢肌纤维（Ⅰ型）用于持续的较低强度的活动，如保持正确的姿势，而快肌纤维（Ⅱ型）则是用于较大功率输出以及较大活动范围的运动。肌肉也可以被进一步分成两种不同的类型，即张力肌（或姿势肌）和相位肌。

张力肌（或姿势肌）和相位肌

Janda（1987）在肌肉的进化和发育的基础上将肌肉划分成两组。从功能上看，肌肉可以分为张力肌和相位肌（图2.1）。张力肌由屈肌组成，屈肌逐渐发展成为主导性的结构。Umphred（2001）发现，张力肌参与重复性的或有节奏的活动，并在屈肌的协同作用下被激活，而相位肌则由伸肌组成，并在婴儿出生后不久得以发展。相位肌可以离心性地对抗重力，并参与伸肌的协同收缩过程。在次页的表2.1，将相位肌和姿势肌以主导类型为对照进行了分类。

表 2.1　身体的相位肌和姿势肌

占主导地位的姿势肌	占主导地位的相位肌
肩带	
胸大肌 / 胸小肌	菱形肌
肩胛提肌	斜方肌下束
斜方肌上束	斜方肌中束
肱二头肌	前锯肌
颈伸肌：	肱三头肌
斜角肌 / 颈椎段竖脊肌 / 胸锁乳突肌	颈屈肌：
	舌骨下肌群 / 舌骨上肌群 / 颈长肌
前臂	
腕屈肌	腕伸肌
躯干	
腰椎和颈椎段竖脊肌	胸椎段竖脊肌
腰方肌	腹直肌
骨盆	
股二头肌 / 半腱肌 / 半膜肌	股内侧肌
髂腰肌	股外侧肌
髂胫束	臀大肌
股直肌	臀小肌和臀中肌
髋内收肌	
梨状肌 / 阔筋膜张肌	
小腿	
腓肠肌 / 比目鱼肌	胫骨前肌 / 腓骨肌群

曾有几位作者提出，具有稳定功能的肌肉（姿势肌）在受到外界压力时，自然倾向于缩短，而其他扮演着更活跃／运动为主的肌肉（相位肌）则倾向于被拉长而且随后会被抑制（表 2.2）。容易变短的肌肉主要作为维持身体姿势的角色存在，并与臀大肌潜在的抑制肌力不足有关，这些稍后会进行介绍。

肌肉遵循着一些变短而另一些延长的规律，但也有一些例外，一些肌肉可以改变它们的结构。例如，一些作者认为斜角肌在本质上是姿势肌，而另一些则认为它们是相位肌。我们从具体的测试得知，依据肌肉框架内表现的功能障碍的不同，可以发现斜角肌处在一个短缩的和紧张的状态，但在其他时候，可以发现它们被拉长且力弱。

姿势肌和相位肌有差别。然而，许多肌肉可以同时表现出两种特征，并且同时拥有 I 型和 II 型肌纤维。例如，腘绳肌有姿势肌的稳定功能，然而也是多关节肌（跨多个关节），且众所周知，其容易短缩。

表 2.2　肌肉的拉长和缩短

	姿势肌	相位肌
功能	姿势	运动
肌型	I 型	II 型
疲劳	较晚	较早
反应	缩短	拉长

姿势肌

姿势肌也称为张力肌，它们有抵抗重力的作用，因此大量参与姿势的保持。慢肌纤维更适合保持姿势，它们能够持续收缩，但通常会短缩，随后紧张。

由于慢肌纤维具有抗疲劳的能力，以及被更小的运动神经元支配，因此慢肌纤维在姿势肌中占有优势。它们具有较低的激活阈值，这意味着神经动作电位将会在到达相位肌之前到达姿势肌。神经支配的这一顺序，使姿势肌抑制相位肌（拮抗肌），从而降低收缩动作电位和激活水平。

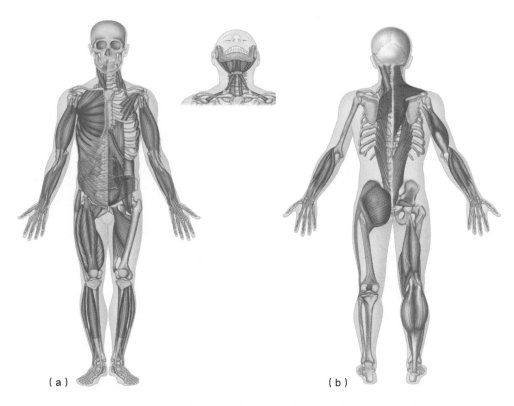

图 2.1　姿势肌和相位肌：（a）前面观；（b）后面观。标注为蓝色的肌肉为主要的姿势肌，标注为红色的肌肉为主要的相位肌

相位肌

　　运动是相位肌的主要功能。这些肌肉与姿势肌相比，通常更多的位于体浅表部位，且往往为多关节肌。它们主要由 II 型肌纤维组成，并主要受主动反射机制支配。短缩的、紧张的肌肉通常会导致相对应的相位肌的抑制，并使其功能因此减弱。一块易于紧张的肌肉与一块相关联的易于肌力不足的肌肉的关系是单向的。当短缩的肌肉变得更加紧张，并随后变得更占据主导地位，这就导致了对易于无力的肌肉的抑制，并导致它的被拉长和随之而来的肌力不足——思考一下之前提到的髂腰肌和臀大肌之间的关系。

肌肉牵伸前后的肌肉活动

让我们看一些在牵伸过度紧张的躯干肌之前和之后的肌电图（EMG）对比研究，在此案例中以竖脊肌为研究对象。在表 2.3 中，高度紧张的竖脊肌在躯干屈曲期间表现活跃。在牵伸后，这些肌肉在躯干屈曲（允许腹直肌更大的激活）和躯干伸展时都被抑制。

表 2.3　肌肉活动的肌电图记录

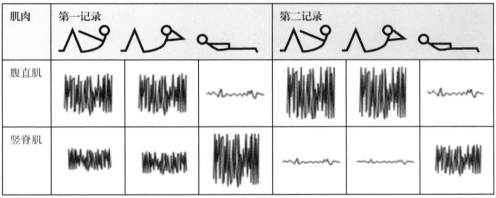

（来源：Hammer，1999。）

肌肉失衡的影响

Janda（1983）的研究结果显示，紧张或过度活跃的肌肉不仅会通过谢林顿交互抑制机制（Sherrington，1907）来阻碍主动肌的活动表现，而且通常还会在与它们不相关的运动中表现活跃。这就是为什么当你试图纠正肌肉骨骼失衡时，会在试图增强某个肌力力弱的肌肉前，先通过肌肉能量技术（MET）去延展过度活跃的肌肉的原因。

如果不解决肌肉失衡问题，身体就会被迫进入代偿的姿势，这会增加肌肉骨骼系统所承受的压力，最终导致组织破损、激惹和损伤。随着张力肌的短缩和相位肌的伸长（表 2.4），你会处于肌肉骨骼退行性变化的恶性循环中。

表 2.4　肌肉骨骼退行性变化的恶性循环

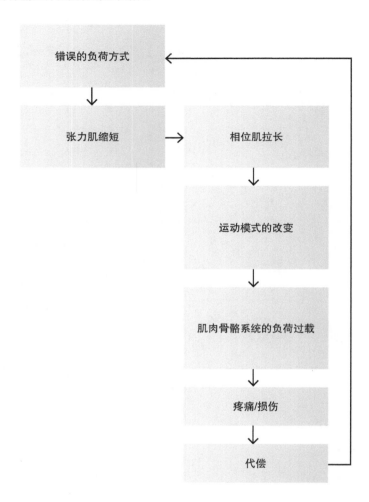

　　肌肉的不平衡最终体现在姿势上。如前所述，姿势肌由较小的运动神经元支配，因此具有较低的动作电位阈值。由于动作电位在到达相位肌前先到达姿势肌，因此姿势肌会抑制相位肌（拮抗肌），从而减少支配收缩的电位信号的强度和激活水平。

　　当肌肉受到错误或重复性的负荷时，姿势肌会短缩，而相位肌会减弱，从而改变其长度——张力的关系。因此，由于周围的肌肉会代替软组织和骨骼的一些功能，人体姿势将受到影响。

核心肌肉的相互关系

随着下背痛发生率的增加，我们需要考虑和了解那些影响核心及腰椎、骨盆稳定性的肌肉之间的关系，以及如何将 METs 纳入评估和治疗计划之中。

骨盆，或者更准确地说骶髂关节，有两个影响其稳定性的主要因素：

- 形封闭；
- 力封闭。

形封闭

形封闭由髋骨和骶骨的解剖对合位而来，骶骨在此处的骨盆两翼之间形成基石。骶髂关节传输了大量的载荷，它的形状也能适应该任务。关节面相对平坦，这有助于转移压缩力和屈曲动作。然而，一个相对平坦的关节连接容易受到剪切力的影响。通过三种方式可以保护骶髂关节免受这些力的影响。第一，骶骨是楔形的，因此髋骨助其保持稳定。第二，与其他滑膜关节相反，其关节软骨不光滑甚至不规则。第三，通过骶髂关节的额状面解剖，揭示软骨覆盖的骨延伸于关节之间——所谓的"嵴"和"槽"。它们看起来是不规则的，但实际上是互相咬合、互补的，这有助于在受到压缩力时稳定关节。

力封闭

如果骶骨和髋骨的关节面通过完美的力封闭结合在一起，产生活动几乎是不可能的。然而，骶髂关节的形封闭并不完美，移动是可能的，尽管范围较小。因此，在负载过程中需要稳定性。其通过在负载时增加压缩力来实现，产生这种压缩力的解剖结构为韧带、肌肉和筋膜。这些附加力对骶髂关节的压缩机制称为力封闭。当骶髂关节被压缩时，关节的摩擦力增加，从而强化了形封闭。

骶髂之间的稳定性

多个韧带、肌肉和筋膜系统促成了骨盆形封闭，这些都被称为骨关节韧带系统。回想一下，当身体高效地工作时，髋骨和骶骨之间的剪切力被充分控制，并且载荷可以在躯干、骨盆和腿部之间进行转移（图 2.2）。

稍后你会看到，臀大肌在稳定骶髂关节方面起着非常重要的作用，因为一些臀大肌肌纤维连接到骶结节韧带上，以及一个叫作胸腰筋膜的结缔组织结构上。臀大肌通过胸腰筋膜连接到对侧背阔肌，形成所谓的后斜向肌筋膜吊索系统（见本章 "外部单元：整合的肌筋膜吊索系统"）。臀大肌肌力不足或潜在错误的激活顺序，将使骶髂关节更易于因为这个（后斜向）肌筋膜吊索系统的功能减弱而受到损伤。臀大肌的肌力不足或错误的激活顺序是对侧背阔肌代偿性过度激活的潜在原因。步行和跑步（步态周期）对骶髂关节施加高载荷，因此，由于改变的代偿机制存在，这个负重关节需要被进一步稳定。

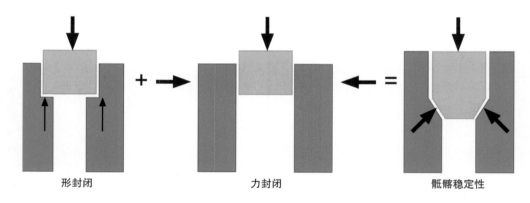

形封闭　　　　　　　　力封闭　　　　　　　　骶髂稳定性

图 2.2　形封闭和力封闭与骶髂稳定性的关系

骨盆带在哪个位置最稳定？研究表明，在移动的时候，骶骨 "点头"（一种骶骨在髋骨间的矢状面上的运动）发生在移动的时候，例如，从坐姿到站立，并且在向前或向后屈曲躯干时发生完全的 "点头"。骶骨的这种 "点头" 运动拉紧了骨盆后侧的主要韧带（骶结节韧带、骶棘韧带和骨间韧带），这种拉力增加了整个骶髂关节的压缩力。增加的张力提供了骶髂关节在步态周期以及从坐姿到站立时所需的稳定性。

骶骨点头与反点头

Osar（2012）提到，点头是骶骨基底的前下方向的移动，而反点头是骶骨基底的后上方向的移动（图 2.3）。在单侧站姿时，对骶髂关节的锁定是必要的。无法执行骶骨的点头动作是导致单侧站姿不稳定，同时也是导致经典的特伦佰氏步态的主要原因之一。另外，为了使髋骨前旋合并髋关节伸展，打开骶髂关节进行反点头动作也是必要的。骶骨不能解锁或反点头将导致腰椎骨盆屈曲的代偿增加，从而导致腰椎不稳定。

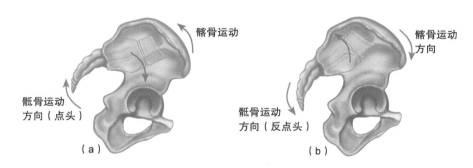

图 2.3　（a）骨盆后旋合并骶骨点头；（b）骨盆前旋合并骶骨反点头

力封闭韧带

影响力封闭的主要韧带结构是骶结节韧带，它将骶骨连接到坐骨（被称为关键韧带）与骶髂背侧长韧带，将第三和第四骶骨段连接到髂后上棘（PSIS）（也称为骶髂后韧带）（图 2.4）。

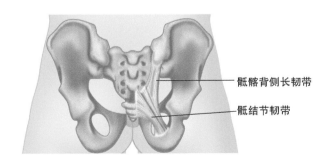

图 2.4　力封闭韧带

当韧带因所连接骨骼的移动而张力提高或延展时，或者因连接骨的肌肉收缩而紧张时，韧带会使关节受压增加。骶结节韧带的张力增加，可以是源于髋骨相对于骶骨的后旋，或者通过骶骨相对于髋骨的前点头动作，或者四块肌肉的收缩，即股二头肌、梨状肌、臀大肌以及多裂肌。

抑制骶骨的反点头，或者髋骨的前旋的最主要的韧带是骶髂背侧长韧带或骶髂后韧带。因为骶髂关节之间仅有较少的压缩力，且其不进行自我锁定，在反点头状态下（相对于点头的状态），骨盆对抗水平或垂直载荷时的稳定性会不足。骶髂背侧长韧带通常是疼痛的来源，在髂后上棘水平位之下的位置触诊可能会激惹疼痛。

单凭韧带自身并不能维持骨盆的稳定，需要依靠几个肌肉系统来帮助实现骨盆的稳定。有两个重要的肌群有助于下背部与骨盆的稳定性。它们被统称为内部单元（核心）和外部单元（肌筋膜吊索系统）。内部单元包括腹横肌、多裂肌、横膈膜和盆底肌群，也统称为核心或局部稳定肌。外部单元由几条吊索或肌肉系统组成（在解剖学上是相连的，稳定肌和运动肌在整体功能上相关连）。

力的耦合

力的耦合定义：力的耦合是两种大小相等但作用相反方向的力，应用于某物体并产生纯旋转状态（Abernethy et al., 2004）。

潜在的肌肉不平衡引起骨盆的任何改变都将影响其余的动力链。有几种力的耦合负责保持骨盆的正确定位和力线的对齐位。控制骨盆位置的矢状面和额状面的力的耦合分别图示于图 2.5（a ～ f）和图 2.6 中。

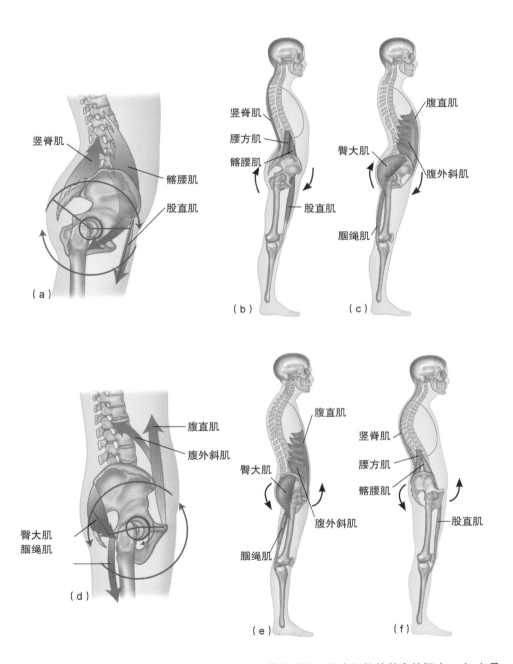

图 2.5 （a）矢状面（前）骨盆力的耦合；（b）骨盆前倾：处在短缩的状态的肌肉；（c）骨盆前倾：处在被拉长状态的肌肉；（d）矢状面（后）骨盆力的耦合；（e）骨盆后倾：处在短缩的状态的肌肉；（f）骨盆后倾：处在被拉长状态的肌肉

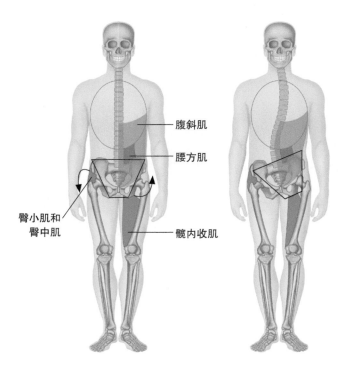

腹斜肌

腰方肌

臀小肌和
臀中肌

髋内收肌

图 2.6 额状面（侧向）骨盆力的耦合

内部单元：核心

定义：静态稳定性是一种能够长期保持在一个位置，而不失去良好的结构排列的能力（Chek，1999）。静态稳定性也常被称为姿势稳定性，尽管这可能有些误导，因为 Martin（2002）指出："姿势不仅仅是保持身体的姿势，如站立。姿势是动态的，无论是维持现有的姿势还是从一个姿势到另一个姿势。"

内部单元（图 2.7）包括：

- 腹横肌；
- 多裂肌；
- 横膈膜；
- 盆底肌群。

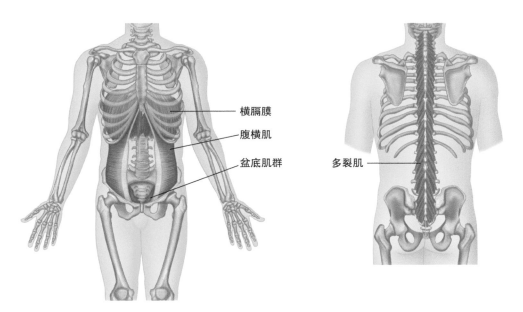

图 2.7　内部单元：核心

　　在这本书中，只提到了腹横肌和多裂肌，因为这些肌肉与姿势肌和相位肌肌力失衡有特别的关系，并且治疗师很容易触诊。由于横膈膜和盆底肌群很难触诊，因此这里不做讨论。

腹横肌

　　腹横肌（TVA）为腹部最深处的肌肉。它起始于髂嵴、腹股沟韧带、胸腰筋膜，以及第六肋骨下端的相关软骨，并连接到剑突、白线和耻骨。

　　腹横肌的主要作用是通过腹壁的"拉入"动作来压缩腹部。这是一种可以观察到的肚脐向脊柱的运动。该肌肉既不屈曲也不伸展脊柱。Kendall 等人（2010）还指出，除了稳定白线外，该肌肉在侧屈时不发挥作用，因此腹横肌能使躯干前外侧的肌肉（腹内斜肌和腹外斜肌）更好地发挥作用。

　　腹横肌显然是内部单元的关键肌。Richardson 等人（1999）发现，在没有背痛的人群中，腹横肌在肩部运动前 30 毫秒并在腿运动前 110 毫秒获得激活。这证实了腹横肌的关键作用——为完成附肢骨骼的运动提供了必要的稳定性。当腹横肌在吸气收缩时，它将膈中心腱向下拉平，从而使胸腔的垂直长度增加，并挤压腰椎的多裂肌。

多裂肌

多裂肌是腰背部最靠近内侧的肌肉，它的纤维在腰椎棘突附近汇集，连接至乳状突。肌纤维向下放射状蔓延，传递到下端的第二、三、四、五腰椎的横突。这些肌纤维延伸于最后一节腰椎（L5）并连接至髂骨和骶骨。多裂肌被认为是一系列体积较小的肌肉，它们进一步分为表层和深层两部分。

多裂肌形成伸展力的功能是腰椎稳定性的基础，同时也能对抗腰椎的屈曲及对其产生的剪切力。多裂肌能减轻椎间盘的压力，从而使体重均匀分布于整个脊柱。浅表肌肉的作用是保持脊柱处于相对的直立状态，而深层肌肉则有助于脊柱的整体稳定性。

Richardson 等人（1999）将多裂肌和腹横肌视为腰椎的关键稳定肌。它们都与胸腰筋膜相连，形成 Richardson 等人所称的自然的、深层的肌肉集束，以保护背部不受伤害。

液压放大器

Evan Osar（2012）所描述的液压放大器的作用是肌肉在筋膜内收缩时发生的。所有的肌肉都包裹在筋膜内，当它们收缩时，将筋膜往外推，最终围绕关节周围进行加固强化。对于脊柱来讲，胸腰筋膜内的腰椎竖脊肌和多裂肌的收缩形成了一个伸展力，辅助脊柱的伸展（图 2.8 和图 2.9）。当腰骶多裂肌收缩时，它向后加宽了腰背筋膜的附着面。

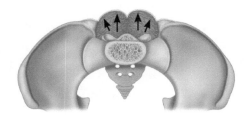

图 2.8　当多裂肌收缩时，肌肉将胸腰筋膜往外侧推，并伴随腹横肌收缩，以确保椎体节段间的稳定性

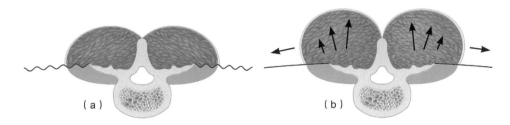

图 2.9　（a）放松状态下的多裂肌横截面；（b）腹横肌和多裂肌同时收缩，造成胸腰筋膜上的张力提升，从而提供椎体节段间的稳定性

这一效应是由腹横肌收缩产生，这使胸腰筋膜紧密围绕着收缩的竖脊肌和多裂肌，从而形成一个稳定的柱状（图 2.10）。

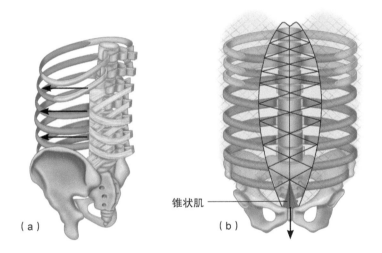

锥状肌

图 2.10　（a）当腹横肌收缩时，它会增加胸腰筋膜的紧张度，使多裂肌和腰椎段竖脊肌对抗收缩，从而延展脊柱并增加其刚度；（b）锥状肌的收缩使白线（中心腱）张力增强，为腹横肌收缩形成一个稳定的基础

外部单元：
整合的肌筋膜吊索系统

外部单元的力封闭肌肉由四个肌筋膜吊索系统组成，称为后纵、侧向、前斜、后斜肌筋膜吊索系统（图2.11～图2.14）。这些肌筋膜吊索系统为骨盆带提供了力封闭以及随后的稳定性。任何一种确保骨盆稳定的吊索系统的功能丧失或力弱，均可能导致腰痛和功能障碍。虽然外部单元的肌肉可以单独训练，但有效的力封闭需要特定的协同激活和释放来达到最佳的功能。

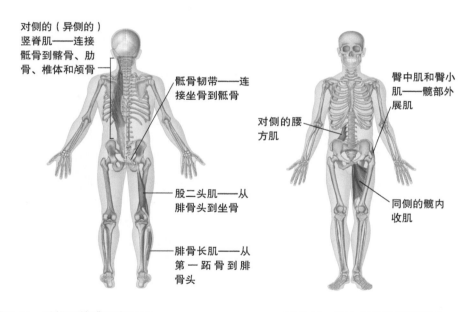

左图标注：
对侧的（异侧的）竖脊肌——连接骶骨到髂骨、肋骨、椎体和颅骨
骶骨韧带——连接坐骨到骶骨
股二头肌——从腓骨头到坐骨
腓骨长肌——从第一跖骨到腓骨头

右图标注：
臀中肌和臀小肌——髋部外展肌
对侧的腰方肌
同侧的髋内收肌

图2.11　后纵肌筋膜吊索系统　　　　　图2.12　侧向肌筋膜吊索系统

整合的肌筋膜吊索系统包含多种力，由多块肌肉组成。一块肌肉可以参与一个以上的吊索系统，而吊索可以重叠和相互连接，这取决于具体的任务。在外部单元有多种肌筋膜吊索系统，包括（但可能不限于）冠状吊索（有内侧和外侧的部分）、矢状吊索（有前和后部分）和斜螺旋吊索。假设吊索没有起始端或结束端，而是在必要时连接，以协助力的转移。有可能这些吊索均为一个相互关联的肌筋膜系统的一部分，而在任何特定运动中被识别的吊索可能仅仅是整个吊索系统（Lee，2004）有选择性地激活的一部分。

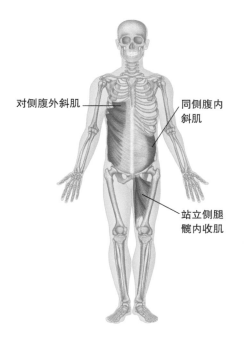

图 2.13　前斜肌筋膜吊索系统

对侧腹外斜肌

同侧腹内斜肌

站立侧腿髋内收肌

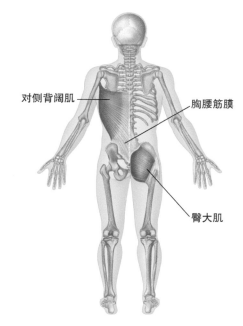

图 2.14　后斜肌筋膜吊索系统

对侧背阔肌

胸腰筋膜

臀大肌

　　在恢复力封闭（稳定性的第二要素）与理解吊索系统的一部分可能出现活动受限或缺乏其他支撑的原因时，一个特定的肌肉功能障碍（如力弱，不恰当的募集方式或紧张度）的识别和治疗是很重要的。注意以下几点。

- 外部单元的四个系统依赖于内部单元，因为关节刚度和稳定性是建立有效的力生成平台的必要前提。
- 在外部单元有需求时，内部单元的功能丧失往往会导致肌肉不平衡、关节损伤和运动表现不佳。
- 外部单元无法有效地通过现代化的抗阻训练器械进行训练，因为这些类型的器械所能提供的特定训练通常与日常的功能动作无关。
- 外部单元的有效调节应包括内部和外部单元功能同时整合的练习，即用那些同客户的工作或运动环境类似的动作模式进行练习（Chek，1999）。

不良的姿势

  不良的姿势可能是由许多不同因素造成的。例如身体遭受了创伤，肌肉骨骼系统中的某种畸形，甚至是错误的载荷。因为久坐已经成为我们的身体长时间保持的姿势（可能多于 8 个小时），所以当今社会的大多数人在对抗重力并调节他们的重心（COG）时，显得力不从心。姿势正确时，姿势肌是相对不活跃且节能的，只对破坏平衡的扰动做出反应并保持身体直立的姿势。因此，当一个姿势远离理想的排列时，姿势肌张力增加，从而导致较高的能量消耗。

矢状面姿势偏移

  姿势的偏移可从矢状面观察到，如图 2.15 ~ 图 2.17 所示。以下内容强调了某些特定的肌肉容易短缩和紧张，以及某些肌肉容易拉长和力弱。

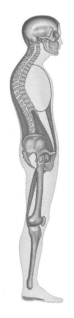

头部：	向前
颈椎：	微前伸
胸椎：	下段较直 / 上段屈曲
腰椎：	屈曲（腰曲降低变直）
骨盆：	后倾
髋：	延展
膝：	伸展（或屈曲）
足踝：	轻微足跖屈

图 2.15　平背姿势

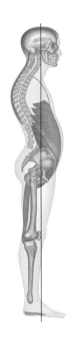

头部：向前

颈椎：过伸

肩胛骨：外展

胸椎：脊柱后凸

腰椎：脊柱前凸

骨盆：前倾

髋：屈曲

膝：略微过伸

足踝：轻微的足跖屈

力弱和被拉长的肌肉：颈屈肌、上背部肌肉、腘绳肌（可能不存在力弱）、腹斜肌

短缩且强壮的肌肉：颈伸肌、髋屈肌

图 2.16　脊柱后凸姿势 / 脊柱前凸姿势

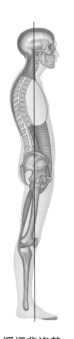

头部：向前

颈椎：微前伸

胸椎：屈曲（驼背）

腰椎：变平（腰曲减少）

骨盆：后倾

髋：过伸和前移

膝：过伸

足踝：中性（骨盆偏差）

力弱和被拉长的肌肉：髂腰肌、腹斜肌、上背部伸展肌、颈屈肌

短缩且强壮的肌肉：腘绳肌，下背部肌肉（不短缩）、上腹部肌肉

图 2.17　摇摆背姿势

疼痛痉挛循环

在不良姿势的最初阶段，局部缺血是疼痛的主要原因。流经肌肉的血液与肌肉收缩水平或活动强度成反比，在 50% ~ 60% 的最大收缩水平下，血流几近为零。一些研究表明，持续的等长收缩超过 10% 的最大收缩水平，身体就不能维持人体的内稳态。

头部的重量约占全身总重量的 7%（肩部和手臂约占 14%）。这意味着，对于一个体重 176 磅（80 千克）的人来说，头部的重量为 11 ~ 13 磅（5 ~ 6 千克）。如果头部和肩部向前移动，超过理想的位置，颈伸肌的激活水平将会显著增加，从而导致血流受限。这种长时间的等长收缩将迫使肌肉进入无氧代谢状态，并增加乳酸和其他刺激性代谢物的积累。如果没有足够的调节休息，已经处于缺血状态的肌肉就会开始产生反射性收缩。此人即将进入疼痛痉挛周期（图 2.18）。

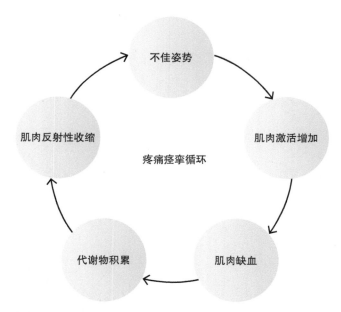

图 2.18 疼痛痉挛模型

臀大肌和
步态周期

3

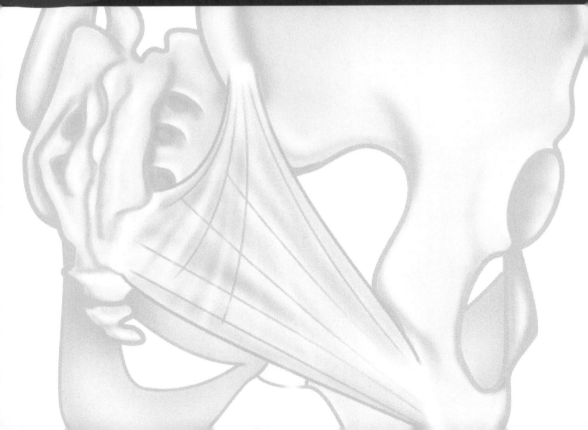

我们认为步行是想当然的一种行为，只顾行走却不了解到底发生了些什么，直到在身体的某个位置感到疼痛，后续这种简单行走的动作就让人感觉非常痛苦。我想在这一章里详细讨论当我们行走时到底发生了什么（你可能在这些动作被描述时会去检查自己的动作）。

步态周期

定义：一个步态周期是指在步行或跑步时发生的一系列事件，从一侧足接触地面开始，到同一侧足再次接触地面时结束。步态周期分为两个主要时相：支撑相和摆动相。每一个周期从引导腿接触地面开始（也被称为"足跟触地"），经过一个摆动相，然后以同一侧足与地面的下一次触地而结束。支撑相被细分为足跟触地、支撑中期和推进期三个阶段（图 3.1）。

人体步态是一系列非常复杂、协调的动作。另一种考虑步态周期的方法是，站立期是每个步态周期的负重部分。它是由足跟触地开始，并以同侧足的足尖离地结束。摆动相是由足尖离地开始，并以足跟触地结束。据估计，支撑相约占一个步态周期的60%，而摆动相约占40%。

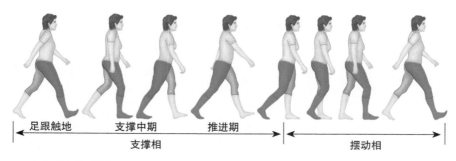

足跟触地　　支撑中期　　推进期

支撑相　　　　　　　　　摆动相

图 3.1　步态周期的支撑相和摆动相

足跟触地

试想你的身体在支撑相右足跟触地前的姿势，右侧髋部是屈曲的状态，膝处于伸展状态，足踝处于足背屈状态并伴随足旋后。胫骨前肌，借助于胫骨后肌，保持踝关节/足处于背屈和外翻姿势（外翻是被称为旋后的动作的一部分）（图 3.2）。

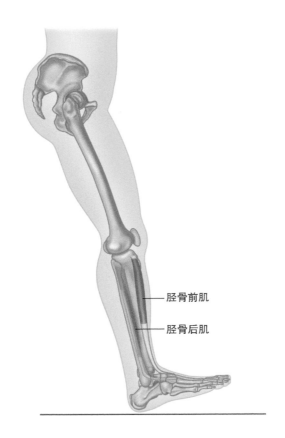

胫骨前肌

胫骨后肌

图 3.2 腿在足跟触地前的位置

在正常的步态下，足以大约 2 度的旋外状态通过足跟触地来进行足接触地面的过程。然后，正常情况下足会从距下关节（STJ）5 度～6 度旋内位置，移到 3 度～4 度的旋内位置，这将使足具备动态调整的适配功能。

肌筋膜连接

由于足的背屈和外翻，胫骨前肌（这是保持解剖学姿势的主要肌肉，连接于楔状骨内侧和第一跖骨）现在成了一个连接系统的一部分，我们将称之为肌筋膜吊索。这个吊索，始于胫骨前肌的起始端，并继续与腓骨长肌（于第一跖骨和楔状骨内侧，与胫骨前肌一样）连接至它于腓骨头外上端的肌肉起始位。这个骨性标志也是股二头肌连接的地方。吊索继续连接股二头肌和位于坐骨结节的起始位，在此处肌肉附着在结节状的骶结节韧带上；通常，股二头肌直接连接到这个韧带而不是坐骨结节，一些作者提到可能30%的股二头肌直接连接到骶骨的下外侧角（ILA）。然后，吊索作为骶结节韧带继续附着在骶骨下外侧角的下端，并通过筋膜连接到对侧的多裂肌和竖脊肌以及枕骨底侧。这种肌筋膜吊索被称为后纵吊索（PLS）（图3.3）。

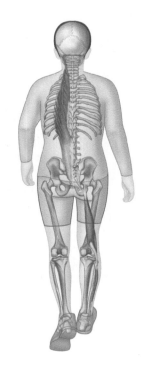

图3.3　人在步行中，被突出显示的后纵吊索肌群

因此，即使足接触地面之前，后纵韧带吊索也被筋膜拉紧；通过对股二头肌的附着，增加的张力集中于骶结节韧带。这一连接将有助于骶髂关节的力封闭机制的进行；简单来说，这为需承重的步态周期的起始创造了一个稳定的骨盆。你也可能注意到，右侧髂骨（图3.4）在摆动期进行后旋，因为骶结节韧带的张力增加，这将有助于骶髂关节的锁定关闭。

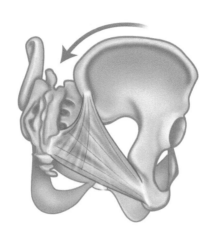

图 3.4 后旋的右侧髋骨——拉紧的骶结节韧带

你可能想要站立，慢慢地做下面的动作，这样就能感觉到你的身体在正常的行走过程中发生了什么。如上所述，就在足跟触地前你的髋部将屈曲，膝伸展，踝背屈，足旋后。胫骨前肌和胫骨后肌保持了踝关节和足部的位置，当你触地时，这两块肌肉通过离心收缩从而控制距下关节旋内的速率。

当你的右腿从足跟触地向足尖离地移动时，体重开始移动到右腿上，导致骨盆向右侧水平移动。继续运动至足尖离地时，右髋骨开始旋前，而左髋骨开始旋后。

当继续这个步态周期时，你现在进入了步态的支撑中期，这时腘绳肌通过骨盆的自然旋前和骶结节韧带松弛来减少张力。正是在支撑中期，臀大肌应该起伸展的作用。

臀大肌的收缩出现在支撑中期：与臀大肌同时收缩的是对侧的背阔肌，正是这块肌肉，通过所谓的反向旋转来伸展手臂，以协助步态当中的推进动作。胸腰筋膜是一层结缔组织，位于臀大肌和对侧的背阔肌之间，由于臀大肌和背阔肌的收缩，该筋膜结构张力增加。此张力的增加将有助于通过力封闭来稳定站立腿的骶髂关节。

从图 3.5 中，你可以发现，在足跟触地之前，当背阔肌因对侧的手臂向前摆动而被延展拉长时，臀大肌将达到该运动状态下最大的伸展幅度。足跟触地意味着向步态推进期过渡，此时臀大肌的收缩与腘绳肌的收缩进行叠加。

　　臀大肌的激活与对侧背阔肌的收缩是同时发生的，它在推动腿部的同时伸展手臂。臀大肌和背阔肌的协同收缩产生胸腰筋膜的张力，这有助于释放巨大的能量以帮助肌肉运动，以减少步态周期的整体能量消耗。Janda（1992, 1996）提到，臀大肌的肌力和激活不足以被认为会降低步态效率。

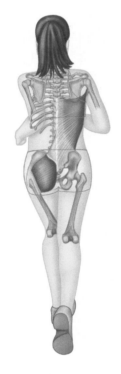

图 3.5　一个人在跑步，注意突出显示的后斜肌群

　　当我们从支撑中期进行到足跟抬起和推进时，足通过一个足底中间位置并开始旋后；足趾继续旋后运动。作为足在站立推进过程中旋后的结果，以及足跗骨关节受锁定在旋后的姿势的影响，足从一个移动的适配器（只在触地期间是这样）转换为一个刚性杠杆。足掌起着刚性杠杆的作用（由于足跗骨关节间锁定的因素），在足趾离地之前的时刻，身体的重量更有效地被推进。

骨盆的运动

接下来我们来看看骨盆和它在支撑中期的功能。随着右侧髂骨由最初的后旋然后向前旋，骶骨将被迫进行所谓的沿右斜轴进行右扭转（R on R）。换句话说，骶骨向右旋转，向左侧屈，因为左侧骶骨基部进入一个前部点头姿势（因为旋转和侧屈反向性的成对出现，这也称为Ⅰ型脊柱力学），如图3.6（a）所示。由于骶骨的运动学，腰椎向左旋转，向右侧屈，如图3.6（b）所示，胸椎向右旋转合并，向左侧屈，颈椎向右旋转，向右侧屈。颈椎的运动耦合与其他椎体是相反的，因为它的脊柱力学是Ⅱ型的（Ⅱ型意味着旋转和侧屈均向同一侧方向进行）。左腿从承重转向足趾离地，左侧髂骨、骶骨、腰椎和胸椎经扭转、旋转及侧屈，与上面描述的模式相似，但运动方向相反。

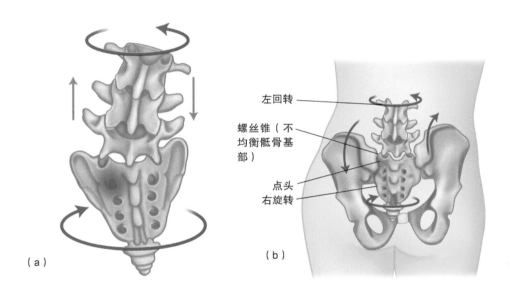

左回转

螺丝锥（不均衡骶骨基部）

点头
右旋转

（a）

（b）

图3.6　骶骨旋转和腰椎反向旋转

　　前斜肌群也与站立腿侧的髋内收肌、同侧腹内斜肌和对侧腹外斜肌协同工作，如图 3.7 所示。这些整合的肌肉收缩有助于站立腿保持整个身体的稳定，并协助骨盆前旋以达到理想的推进效果，从而为随后的足跟触地做准备。

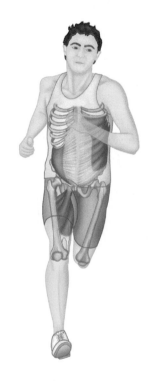

图 3.7　一个跑步的人，突出显示前斜肌群

步态的摆动相利用了侧向吊索系统，因为我们已经进入了单腿站立的姿态（图 3.8）。这个吊索将站立腿的臀中肌（Gmed）和臀小肌（Gmin），以及同侧髋内收肌与对侧腰方肌（QL）相连接。左侧臀中肌和髋内收肌的收缩稳定了骨盆，而对侧腰方肌的激活将有助于骨盆的抬升；这将允许骨盆充分抬起，以允许腿部完成步态的摆动期。侧向吊索起着关键作用，因为它有助于在额状面稳定脊柱和髋关节，同时该吊索也是骨盆和躯干整体稳定的必要因素。

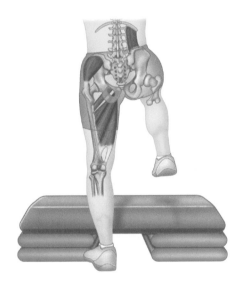

图 3.8　以单次台阶迈步为例来说明步态的摆动期，突出显示侧向吊索肌群

Maitland（2001）提到，行走时恰当的身体运动方式将受到骶骨应对沿左斜轴的左扭转（L on L）和右斜轴的右扭转（R on R）的能力的影响。因为大多数情况下完成步行需要脊柱处于相对直立和垂直于地面的状态，为了达到讨论的目的，我们假定脊柱和骶骨在行走时是处于中立位的状态。

当我们行走时，中轴骨系统在侧屈和旋转中交替起伏运动的方式非常有趣，同时也对我们实现整体舒适感非常重要。这种动作让人联想起蛇在草地上滑行。当然，蛇和人类之间最大的区别是，我们蛇形的脊椎最后被赋予两条腿行走。

两腿不等长与过度外翻——对臀大肌的影响

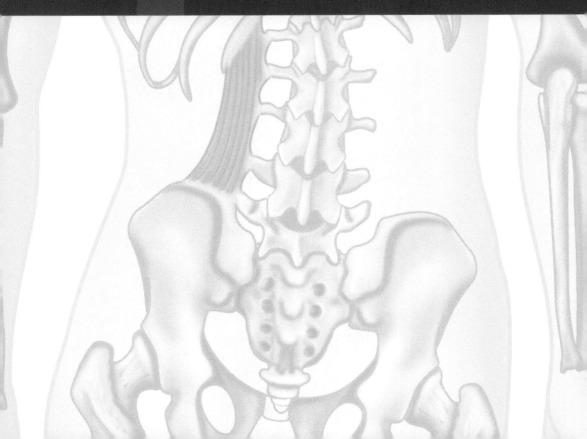

  大多数患者在我的诊所就诊时都表示身体某个部位感到疼痛。我最初评估的一部分是让患者背对着我，在这个姿势时，我把双手放在他们的髂嵴顶端，看看是否有骨盆侧倾，换句话说就是，一侧存在较低或高的情况，如图 4.1 所示。我经常会发现，在髂嵴两侧的高度之间存在差异，这可能表明两腿不等长（LLD），被称为短腿综合征或长腿综合征。两腿不等长可能是治疗师遇到的最值得注意的姿势不对称。两侧存在显著的差异对我们日常生活以及在步态周期中正常功能的发挥而言非常不利，这种差异会显著影响我们的整体姿态。

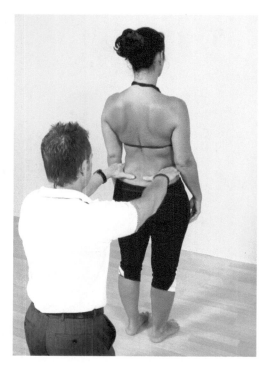

图 4.1 通过触诊髂嵴来测试腿长度

  定义：两腿不等长（LLD）是一侧腿较另一侧腿偏短的情况。

  一个人必须确定是否有实际（或真实的）或显性的两腿不等长，因为两腿不等长与功能不足相关联，其中涉及步态以及跑步的力学机制。两腿不等长还与姿势功能异常有关，也与脊柱侧凸、下背部和骶髂关节疼痛以及髋关节和膝关节骨关节炎的发生率增加有关。即使是髋部、脊柱和下肢的应力性骨折也与腿部长度的变化有关。

　　实际（真实）腿长度，通常使用卷尺测量，是指从骨盆上的一个点——髂前上棘（ASIS）——到内踝的长度，如图 4.2 所示。髂前上棘通常被用作骨性标志点，因为不可能在髂骨下触诊股骨。在进行两腿不等长测量之前，对两侧髂前上棘到肚脐之间的距离进行测量是有益的，如图 4.3 所示，该测试可以确定患者是否存在骨盆旋转。如果发现两个测量值有差异，需要先纠正骨盆旋转，再重新测量。

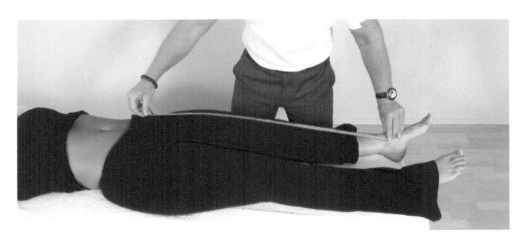

图 4.2　实际腿部长度的测量，从髂前上棘到内踝

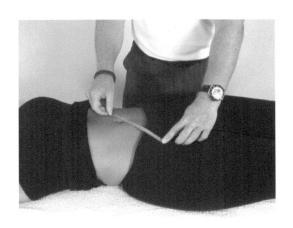

图 4.3　从髂前上棘到肚脐的测量

　　如果从髂前上棘到两侧的踝骨的测量值相同，则可以认为两腿的长度是相等的；另一方面，如果测量值不同，则可以假定存在实际的腿长度差异。

显性的腿长度的是从肚脐到内踝的距离，如图4.4所示。如果两边的测量结果不同，就可以假定存在功能障碍，需要进一步的检查。

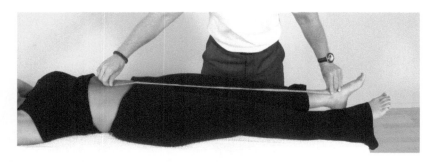

图4.4　显性的腿长度的测量，从肚脐到内踝

两腿不等长的类型

两腿不等长可分为三大类。

1. **结构性不等长**：这是骨骼系统实际（或真实）的缩短，一般起因于以下四种情况之一：

- 先天性缺陷，如先天性髋关节发育不良；
- 手术，如全髋关节置换（THR）；
- 创伤，如股骨或胫骨骨折；
- 处于疾病阶段，如肿瘤、关节炎或儿童股骨头缺血性坏死。

现已知儿童骨折后的骨的生长过程持续多年都表现出较快的态势，这可以自然地导致患侧肢体后期在解剖结构上变得更长。

2. **功能性不等长**：这种不等长可由下肢生物力学改变发展而成。例如，足踝和足等过度外翻或旋后，骨盆侧倾，肌肉不平衡（例如由于臀中肌无力或髋内收肌紧张引起），髋关节或膝关节功能障碍，甚至内部核心单元不稳定等。

3. **先天性不等长**：如果在病史采集和评估过程中发现患者有显著的先天性病史，治疗师可能会对患者腿部长度差异的病因有了一定的了解。然而，如果治疗师完全无法确定所呈现的腿长度变化的原因，那么这种情况将被归类为先天性的两腿不等长，这意味着它是独立发生的，而不是其他条件造成的结果。

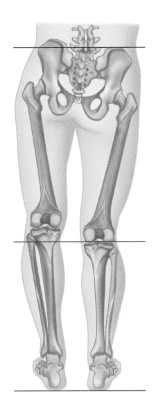

图 4.5 左腿长腿综合征与右腿短腿综合征

评估

治疗师最初的评估必须非常直观。在患者处于站立姿势下触诊时，治疗师需要意识到患者站立时的骨盆移位。让我举个例子：如果患者左边臀中肌无力，骨盆会向右侧下沉，向左侧偏移或向左侧水平移动，这将导致左侧髂骨这一侧升高（左），使左腿看起来更长。

当患者来到诊所时，我们可以假设疼痛已经存在了一段时间，因此我们可以认为他处于慢性疼痛阶段。由于自然的过度代偿机制是长期性存在的，因此，姿势肌很可能处于缩短且最终进入紧张的姿势位置。特别是有一种倾向于缩短的肌肉是腰方肌。当患者仰卧时，上述类型的问题就会浮现，这样你就可以观察到左侧和右侧内踝的位置，从而检查任何腿部长度的差异。由于左侧腰方肌的紧张会造成左腿从外观上相对更短，你现在可能注意到左内踝比右内踝更靠近患者的头部。然而，当患者站立时，你可能会让自己相信患者的左腿看起来更长。

这可能一开始看起来让人感到困惑，但是仔细想一想。这难道不是简单地意味着，当患者采取站立姿势时，左侧臀中肌无力，导致骨盆位移到无力的一侧吗？相反，当患者处于仰卧位时，左侧的腰方肌会被保持在一个缩短的位置，这将拉起骨盆，从而使腿更靠近头部，显得更短，不是这样吗？

当你站立时，力弱的肌肉将表现出它们的状态；当你躺下时，短缩的肌肉将表现出它们的状态。

足和足踝位置

当患者出现在诊所时，其身体最被忽视的部分就是下肢。整骨医师、脊骨神经治疗师及物理治疗师看过很多患者称他们的下背部和骶髂部位存在疼痛。这些专家治疗师自然会花很多时间观察和评估骨盆和腰椎，以确定哪些组织使患者产生疼痛。然而，这种疼痛可能只是一种症状，而疼痛的原因可能在其他地方，在远离疼痛的部位。

唯一对疼痛感兴趣的人是你的患者；治疗师应该尝试找出疼痛的原因，而不是治疗那些疼痛的地方。

当对你的患者进行评估时，观察下肢的姿势，特别是足和踝关节的复合体，这是非常重要的，因为足部和踝关节结构的错误排列会严重影响到腿的长度和骨盆的自然位置。患者最常见的非对称足部姿势被称为足过度外翻，如图4.6所示。人们普遍认为，当我们事实上表现出真正的腿长差异时，身体会试图通过翻转距下关节来降低足内侧弓来对较长的腿进行代偿。外翻的动作被称为三个平面的组合运动，包括踝背屈、外翻和足外展。这种增加的外翻姿势基本上是身体的一种自然代偿机制，目的在于缩短解剖上相对过长的一侧腿。脚的跖面有成千上万的感觉感受器来协调足的姿势，因此极小的体重转移都将足以使大脑产生代偿反应。在对侧（较短侧的腿），代偿机制将使足内侧采用一种内翻的姿势（足跖屈、内翻、足内收的三平面运动）。代偿机制改变了足弓的姿势，试图延长明显较短侧的腿。当治疗师对患者进行评估时，他们需要检查这个代偿模式，因为，如果任其发展，解剖学上长腿侧造成的足外翻过度（后续对侧足的旋后将作为代偿）将导致该侧下肢的内旋和对侧下肢的外旋。这将会影响整个从足一直到枕骨的动力链。

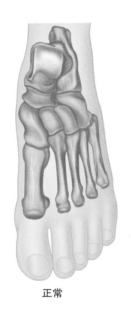
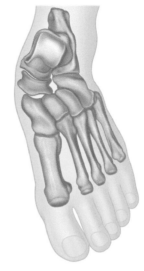

正常　　　　　　　　　　　　　　　　过度外翻

图 4.6　过度外翻综合征

实际腿长度差异与骨盆的关系

　　让我们继续思考一会儿。现在考虑患者的左腿比较长，因为髂嵴的位置较高且同一侧的距下关节存在适当的代偿性外翻，你已经证实了这一点。在继续讨论之前，先想一下，如果左腿在解剖学上更长，那么这个髋骨可能在什么位置？

　　由于代偿性机制的原因，髋骨的旋转自然会与腿部长度的差异成对出现。如果观察下页的图 4.7，就会发现长腿侧的股骨头会迫使髋骨处于一个向上和旋后的位置。相反，在股骨头较低侧的髋骨位置将下沉，并前旋，如图 4.8 所示。因此，我们现在所看，是左侧髋骨被动后旋而右侧髋骨被动前旋。想想处于两者之间的是什么？骶骨。由于这两侧髋骨相互向相反方向代偿旋转，发生了骶骨的运动，整骨疗法的术语称为左 - 合并 - 左（L-on-L）骶骨扭转（图 4.9）。一个左 - 合并 - 左骶骨扭转意味着骶骨沿着左斜轴向左旋转的同时合并右侧屈，这是因为它遵循 I 型脊柱力学（旋转和侧屈分别发生在相反方向，正如 Fryette（1918）所确立的脊柱力学定律）。骶骨扭转合并髋骨旋转这种复杂整合体通常被描述为骨盆扭转，甚至是骨盆侧倾。在引入治疗计划之前需要对其有很好的理解。

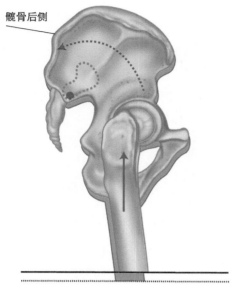

髋骨后侧

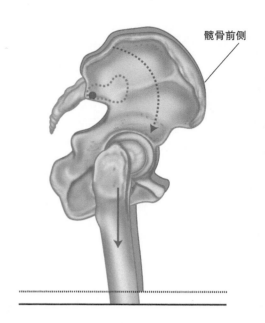

髋骨前侧

图 4.7　长腿侧髋骨的代偿

图 4.8　短腿侧髋骨的代偿

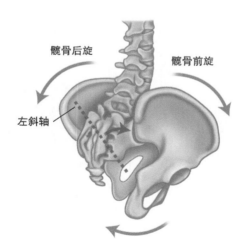

髋骨后旋　　髋骨前旋

左斜轴

图 4.9　左 - 合并 - 左骶骨扭转

实际两腿不等长与躯干和头部之间的关系

从图 4.10 中看到，在左侧髋骨较高的一侧，肩膀的高度较低，对于代偿性功能性脊柱侧凸来说，这是一个常见的结果。然而，一些作者认为这是由主导手的模式造成的。例如，如果你是左撇子，那么左肩可能看起来较低；如果你是右撇子，那么右肩可能会显得较低。

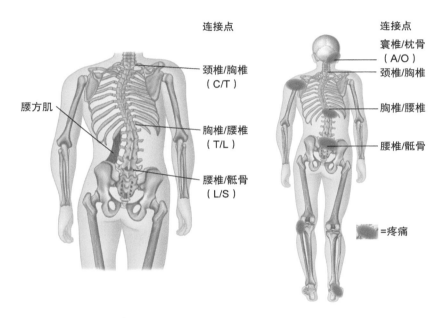

图 4.10　功能性脊柱侧凸代偿

从图 4.10 中你还观察到什么？如果观察左侧腰方肌的情况，那么，由于左髋骨的位置较高，你会认为这块肌肉被缩短了。这个假设是正确的，因为你也可以看到腰椎向较长的左腿侧屈，并且向较短的右腿方向旋转。

由于功能性脊柱侧凸递增，右肩较高，你也可能注意到颈椎有一个短的 C 形曲线，这很可能会导致斜角肌、胸锁乳突肌、斜方肌上束，也可能有右侧肩胛提肌处于缩短状态并最终进入紧张的姿势。这种典型的肌肉不平衡的适应将有助于保持头部位置的直立与双眼的水平位置。身体无论如何总是想要保持平衡，为了达到这个目标，几乎会做任何事情，包括忍受痛苦来保持平衡。患者可能出现的常见疼痛症状包括头痛、活跃的扳机点、耳鸣、颞下颌关节功能障碍，甚至眼部和面部疼痛。

两腿不等长与步态周期

当我们步行的时候，如果步态周期模式由于实际或显性的两腿不等长而改变，那么较短侧的腿就会感觉它在往下降低，而长腿将通过有点"跳跃"的运动来代偿。每走一步，就像走进一个凹坑里；想象一下，每天重复一万到一万五千次，这很容易引起潜在的功能紊乱。当患者被要求步行时，有时会看到常见的代偿——在短腿的一侧，患者可能会倾向于踮着脚尖，而在长腿的一侧，患者可能有膝屈曲倾向，但上述的倾向又因两腿不等长的差异大小而不同。

在步态周期中，身体是一个有效的移动机器，身体各节段排列整齐和对称是必不可少的。当骨盆的髋骨姿势因实际或显性的腿的长度差异而改变时，很容易看到患者存在疼痛表现，不仅在骶髂关节和腰椎，还在身体任何地方正在经历代偿模式。

我之前提到过，可能存在身体一侧的臀中肌无力，而另一侧的阔筋膜张肌（TFL）和髂胫束（ITB）经历着短缩的问题。如果臀中肌无力，那么患者可能存在特伦佰氏步态模式或代偿性特伦佰氏步态模式（更详细的解释在第 6 章）。无论你如何观察，这个患者都将有一种镇痛型的步态，这就意味着他们将使用类似跛行的方式行走。随着时间的推移，这种代偿只会导致一件事，那就是疼痛。

髂腰肌代偿表现的总结

- 髂腰肌通常在较短侧腿表现出紧张。注意，左侧髂腰肌痉挛会导致骨盆向右侧移，仿佛左腿会较短一些。
- 髋骨可以通过在短腿的一侧向前旋转来弥补，功能上延长了该侧腿的长度，而在较长侧腿的髋骨则可能向反方向运动。
- 髂腰肌的单侧痉挛向相反的一侧使腰椎产生一个凹度，此凹度在痉挛的一侧向痉挛侧相反方向的侧移加深。重要的是，治疗师需要就疑似存在的较短腿或上述凹度进行骨盆侧向移位评估并治疗髂腰肌痉挛。
- 从坐姿到站立的过程中，髂腰肌的痉挛疼痛是最严重的，而所感知的疼痛在髂腰肌伸展时程度较轻。

骶骨和腰椎代偿表现的总结

- 骶骨通常会向靠近长腿一侧旋转，并向短腿一侧侧屈。
- 骶骨后旋可能与同侧梨状肌痉挛有关。
- 骶骨前旋可能与同侧臀中肌痉挛有关。
- 腰椎通常向长腿一侧侧屈，并向处于较低位的骶骨侧 / 短腿一侧旋转。
- 因压迫而引起的关节面疼痛在腰椎存在的凹侧端常见。
- 当髂腰韧带在腰椎的凸侧端上被伸展时，该韧带会引起疼痛，并被认为在该韧带被拉长时会产生同侧腹股沟、睾丸和大腿内侧的牵涉痛。

综上所述，当观察髂嵴的水平位置时，我们必须确定是否存在两腿不等长。如果有，那么就必须确定功能障碍是否是实际或功能性的两腿不等长，因为代偿模式可以根据诊断而变化。例如，如果你发现一个真正的解剖学上的两腿不等长，那么在较长腿侧的骶骨将试图通过后旋转来代偿，如图 4.7 所示和前述的内容。此外，在解剖学上较长侧腿的股骨和下肢将试图遵循内旋的代偿模式，如图 4.5 所示，因为较长的腿会试图缩短自身，所以足将试图在距下关节部分进行外翻。与此同时，实际较短的腿会在踝关节内翻进行代偿从而使此侧腿显得更长，这实际上会导致胫骨和股骨进行外旋合并髋骨前旋。

过度外翻综合征

让我们来看看另一个表现出腿长度差异的患者的代偿模式。在这个案例中，这是一种功能性的两腿不等长，且患者较短侧的腿表现出了距下关节的过度外翻，而不是通过长侧腿外翻来缩短自己的长度。因此，身体会试图通过胫骨和股骨的内旋来代偿（图4.11）。这将会导致髋骨前旋，反过来又会导致腰椎前凸和随后的下背痛。

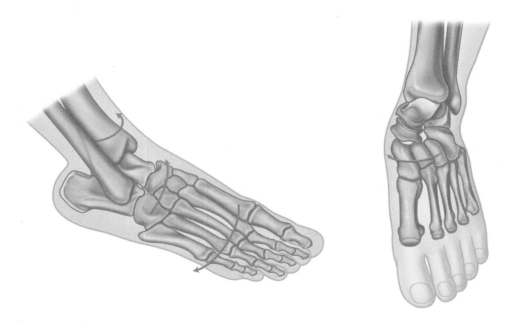

图4.11　足过度外翻合并胫骨内旋

过度外翻在某种程度上是大多数人存在的普遍现象。最好的鉴定方法是让患者裸足站立。最大的线索是，一个足弓比另一个更低或更平——较低侧的足弓过度外翻。有时，两侧足可能都会存在过度外翻，但是通常一侧的外翻比另一侧多，或一侧可能是正常的，而另一侧则较低。通过将一根手指放在患者的足弓下很容易确认外翻的程度，注意你的手指能够有多少部分能够放在足弓下，并将结果与另一侧进行比较。两侧足的外翻程度是相同的还是不同的？如果一侧显著低于另一侧，你就发现了一个过度外翻综合征的患者。另一个确认过度外翻的测试是，从后侧观察跟腱——你通常会注意到，足弓较低的一侧，足的跟腱会存在一个弓形。应该注意的是，过度外翻综合征不仅可以从足和足踝处产生，而且还可以从该侧的髋骨部分产生。当足和踝关节过度外翻时，髋骨通常会进行前旋。然而，如果我们从另一个角度来看，髋骨的前旋会使足的内侧足弓处于一个过度外翻的姿势。这变成了鸡和鸡蛋谁先谁后的情况，但这无关紧要，因为唯一的考虑就是当下症状是如何表现的。根据我的经验，你可能需要纠正髋骨的旋转和足的过度外翻来帮助减少患者的症状。

可以看到，两种代偿机制都有一个距下关节的外翻问题。然而，显性的两腿不等长中，较长侧腿为了代偿迫使髋骨后旋，而过度内翻综合征的这种功能性的两腿不等长导致了髋骨前旋。

你可以从上面的所有信息中总结出在整个动力学链中同时发生了这么多的事情。所有被提及的事情都会影响到腿的长度。针对这个领域的讨论是极其复杂的，而且在评估中，甚至在治疗方案中，都很难知道从哪里开始入手。

综上所述，对患者症状和功能障碍的拼图有一个潜在的解决方案。存在我所说的打开问题的钥匙，然而，物理治疗的困难在于找到从哪里开始并插入钥匙（原谅这种表达）。我可以保证，多年来，没有经验的治疗师会一次次地把钥匙插入错误的地方，即患者感到疼痛的地方而不是问题所在的地方。回忆一下艾达·罗尔夫博士的智慧话语！

当我指导物理治疗师的时候，有时候在实践课上我会说"医治你发现的问题"；身体会引导他们走上正确的道路。如果，在三次甚至四次物理治疗之后，患者的症状并没有减轻，那么你作为治疗师就需要改变你的思维过程，并治疗你最初感觉可能与患者的疼痛模式无关的其他区域。

两腿不等长和臀肌

　　所有这些是如何影响臀肌的？当存在代偿模式时，股骨不仅在水平面上进行旋转代偿，而且在额状面上也进行着内收和外展的代偿机制。因此，简单地说，如果你的较短侧下肢处在一个内收的姿势，那么外展肌群就会被动拉长，随后表现出肌肉力弱，而髋内收肌则会缩短，然后表现出紧张的状态。对于处在外展状态的一侧腿来说，情况是相反的。

　　回头看一下图4.5，因为左侧髂嵴较高，你会发现左腿看起来更长，合并髋骨后旋，股骨内旋，足外翻。在这种代偿中，左腿将处于内收姿势（图4.12），因此右腿将处于外展姿势（图4.13）。这将对相关区域的肌肉组织产生影响——其中一些肌肉会缩短，另一些肌肉会被拉长。

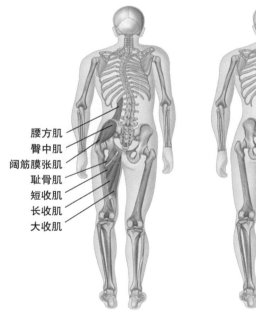

腰方肌
臀中肌
阔筋膜张肌
耻骨肌
短收肌
长收肌
大收肌

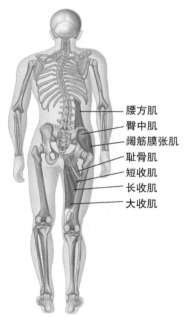

腰方肌
臀中肌
阔筋膜张肌
耻骨肌
短收肌
长收肌
大收肌

图4.12　左腿代偿——髋内收肌和腰方肌短缩且紧张，臀中肌和阔筋膜张肌被拉长而且肌力不足

图4.13　右腿代偿——髋内收肌和腰方肌被拉长且肌力不足，臀中肌和阔筋膜张肌短缩且紧张

站立平衡测试

当患者被要求单脚站立并将他们的体重转移到一条腿上且将另一侧膝抬到腰部高度的时候，治疗师需要观察两侧髂后上棘的水平位置。患者应该能够将重心转移到站立腿侧（图 4.14 的右侧腿），并能很好地控制该支撑腿侧的臀中肌。如果在被抬起侧腿的髂后上棘下沉（图 4.14 的左腿），而不是保持水平，那么可以假设另一侧的臀中肌无法有效控制该抬腿动作；当患者接着通过步态周期时，可能会出现步态模式的改变，如图 4.15 所示。这种改变的步态模式被称为特伦佰氏步态，如图 4.16 所示，左侧臀中肌无力。如果这一功能紊乱的步态持续时间较长，那么可能会发展为一个代偿性的特伦佰氏步态，如图 4.17 所示。造成这种改变的原因有很多，但其中一个原因可能是髋内收肌的短缩（如上所述），其中一侧腿处于内收的姿势。这种改变的模式反过来又会导致交互抑制——外展肌特别是臀中肌现在处于一个被拉长的状态，这样就会使臀中肌变得无力 。

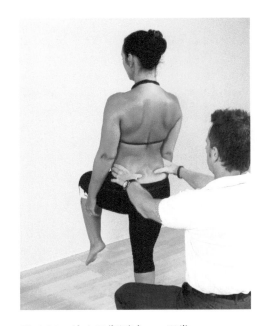

图 4.14　站立平衡测试——正常

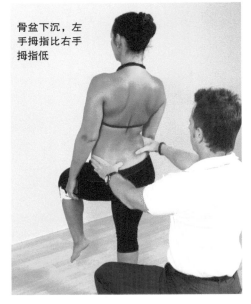

骨盆下沉，左手拇指比右手拇指低

图 4.15　右侧臀中肌无力的阳性测试——左侧髂后上棘下沉

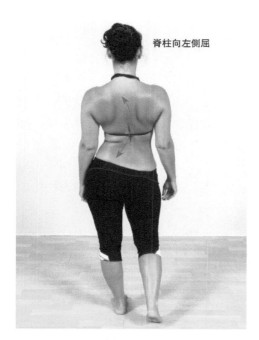

脊柱向左侧屈

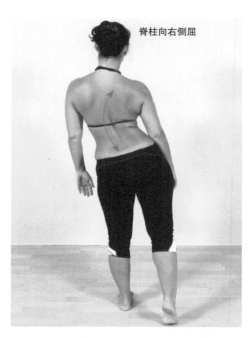

脊柱向右侧屈

图 4.16　特伦佰氏步态——左侧臀中肌无力

图 4.17　代偿性特伦佰氏步态——左侧臀中肌无力

　　当我指导站立平衡测试（图 4.14）时，我告诉我的学生，你需要注意三件事。正如我前面提到的，第一个是当患者将他们的体重从一侧腿转移到另一条腿时，髂后上棘的位置。第二个是当患者转移到承重侧腿时，进行了多少运动；你可能会注意到一侧的移动比另一侧多，这表明可能有臀中肌无力。第三个问题是，患者一侧单脚站立与另一侧相比，是否更加稳定。你会惊奇地发现，有很多非常优秀的运动员在此测试中艰难地进行单脚站立，并挣扎着去保持良好的控制状态。

　　希望在读完这一章后，你会对患者出现肌肉骨骼功能紊乱时发生的情况有一些了解，比如两腿不等长、足过度外翻综合征以及肌肉失衡。在下一章中，我将继续这个主题，看看臀大肌的功能解剖学。然后，在第 6 章中，我们将更仔细地研究臀中肌的功能以及它如何改变我们的步态模式。

臀大肌的
功能解剖

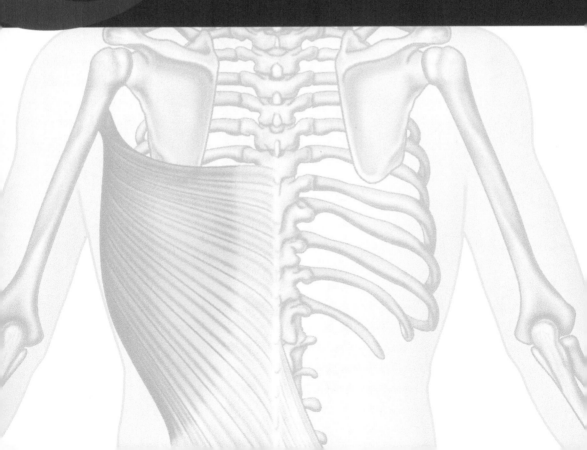

这一章将重点介绍臀大肌（Gmax），以及其是如何引起许多患者和运动员所抱怨的问题，尤其是在下背部以下位置的疼痛症状的。我认为，我接触到的大多数治疗师都忽略了臀大肌。也许这种忽视的原因是臀大肌本身并不会带来疼痛，因此，这个神奇且具有功能性的肌肉被列在了我称为"忽略架子"之上。

臀大肌解剖学

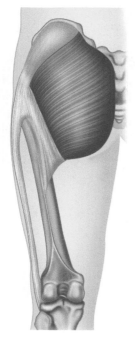

起始位
后臀线后侧的髂骨外表面以及髂骨的后上部分、骶骨和尾骨相邻的后表层、骶结节韧带、竖脊肌腱膜。

附着位
远端部分的深层纤维：股骨的臀肌粗隆。
其他纤维：髂胫束。

动作
协助髋关节的外展。通过在髂胫束的嵌入位置，有助于在进行伸展动作时加强膝的稳定。
近上侧的肌纤维：外旋，可协助髋关节外展。
近下侧的肌纤维：伸展和髋关节外旋（在跑步或从坐立位到站立时，强化伸展动作）。躯干伸展。

神经
臀下神经（L5、S1、S2）。

图 5.1　臀大肌的起始位、附着位、动作和神经支配

臀大肌功能

从功能角度来看，臀大肌在控制骨盆、躯干和股骨之间的关系上扮演着几个关键角色。该肌肉可以外展和外旋髋关节，这有助于控制膝与下肢的排列对齐。例如，在上楼梯时，臀大肌会侧向旋转并将髋关节外展，使下肢保持最佳的排列对齐方式，同时髋部伸展将身体向上抬到下一个台阶。当臀大肌力不足或激活模式错误时，可以看到膝向内侧偏移以及骨盆的侧向倾斜。

臀大肌在稳定骶髂关节的过程中也起到了一定的作用，并被描述为力封闭肌肉之一。一些臀大肌纤维附着在非常强壮的且为非收缩性结缔组织的骶结节韧带和胸腰筋膜上。骶结节韧带和胸腰筋膜通过连接到它的肌肉的激活而进行紧张度的调节。与胸腰筋膜连接的其中之一为背阔肌。臀大肌通过胸腰筋膜与对侧背阔肌形成一种合作关系，这种合作连接称为后斜吊索（图 5.2）。在步态循环中负重单腿支撑时，该吊索增加了对骶髂关节的压缩力。

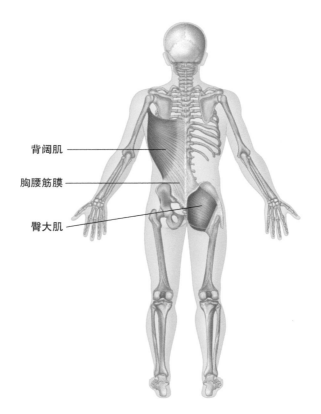

背阔肌

胸腰筋膜

臀大肌

图 5.2　后斜吊索及与背阔肌的连接

臀大肌肌力不足或激活模式错误会降低后斜吊索的工作效率，这将使骶髂关节更容易受伤。然后，身体会通过增加胸腰筋膜的张力来代偿此薄弱环节，反过来增加对对侧背阔肌的激活。与任何代偿机制一样，结构影响功能，同时功能也影响着结构。这意味着身体的其他部位也会受到影响，例如，由于背阔肌附着在肱骨和肩胛骨上，肩部力学发生了改变。如果背阔肌由于代偿而特别活跃，那么当抬腿或者进行弓步动作时，一侧肩膀会显得比另一侧高度更低的情况就可以被观察到。

如第 3 章所述，臀大肌与腘绳肌协同工作在步态周期中起着重要的作用。就在足跟触地之前，腘绳肌被激活并通过增强骶结节韧带来提升对增骶髂关节施加的张力。这种连接有助于在承重的步态周期中锁紧骶髂关节。从足跟触地到步态周期的支撑中期，臀大肌激活增加，而腘绳肌激活则减少。臀大肌在支撑早期和中期，通过后斜吊索显著增加了骶髂关节的稳定性。

臀大肌肌力不足或激活模式错误将导致腘绳肌在步态周期中保持活跃，以保持骶髂关节的稳定性和骨盆的位置。由此导致的腘绳肌过度激活将使身体承受持续和异常的张力。

正如我在前文说过的，本章的重点是看看当臀大肌参与的时候会发生什么。一般来说，如果拮抗肌变得短缩和紧张，那么臀大肌就会变得力弱。然而，如果有神经功能障碍影响 L5 和 S1 神经根（支配臀大肌活动），臀大肌也会表现出力弱，进而对肌肉的收缩产生影响。这方面内容将在第 11 章进行更详细地讨论。

对臀大肌造成神经系统抑制的主要肌肉是髂腰肌、股直肌和髋内收肌，它们都被归为髋屈肌，因为这些是臀大肌在髋部进行伸展动作的拮抗肌。

第 8 章将讨论对髂腰肌和其他相关的短缩的拮抗肌的评估。一旦这一评估得到充分的理解，我将会指导你如何使用肌筋膜松解技术和肌肉能量技术使紧张和缩短的拮抗肌恢复正常。在掌握了这些先进的技术后，治疗师将能够将这些技术纳入到他们自己的治疗模式中，以促进紧张组织的延展。这将会促使骨盆和腰椎回到正常的自然位置，并希望实现将力弱的臀大肌调回到其正常肌力的效果。

臀大肌的评估

在这一节中，我将通过髋伸展激活模式的测试，确定髋伸肌（包括臀大肌）的正确激活顺序。测试的目的是确定一组肌肉的实际激活顺序，以确保所有的肌肉都被正确地激活，就像发动机的气缸一样。在运动员和患者身上通常会发现激活模式错误。

髋伸展激活模式测试

图 5.3 显示了髋伸展正确激活模式。正常的肌肉激活顺序为：

1. 臀大肌；
2. 腘绳肌；
3. 对侧的腰伸肌；
4. 同侧的腰伸肌；
5. 对侧的胸腰段伸肌；
6. 同侧的胸腰段伸肌。

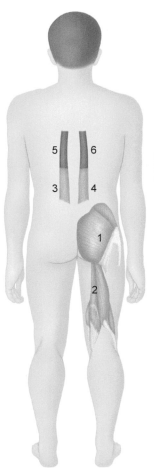

肌肉激活顺序
1. 臀大肌
2. 腘绳肌
3. 对侧的腰伸肌
4. 同侧的腰伸肌
5. 对侧的胸腰段伸肌
6. 同侧的胸腰段伸肌

图 5.3 髋伸展激活模式

髋伸展激活模式测试在应用中是非常特别的。把自己想象成一辆六缸发动机的汽车，基本上你的身体就是一个发动机。发动机有一定的点火方式，你的身体也一样。例如，一辆汽车的发动机不会按照数字顺序1—2—3—4—5—6依次点燃每一个气缸；它将按照预定的最优顺序点火，比如1—3—5—6—4—2。如果保养汽车时机械师弄混了引线的两端而放错，发动机仍将工作，但不是非常有效，而且发动机最终会发生故障。我们的身体也一样：对于人体而言，如果我们活动特别频繁但存在错误激活模式下的功能障碍，我们的身体也会发生故障，最终导致疼痛。

顺序1

治疗师将他们的指尖轻轻放在患者的左侧腘绳肌和左侧臀大肌上［图5.4（a）和图5.4（b）］，患者被要求从治疗床上抬起左腿2英寸（约为5厘米）［图5.4（c）］。治疗师试图识别哪块肌肉最先激活，并在表5.1中记录顺序1的结果。

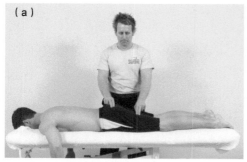
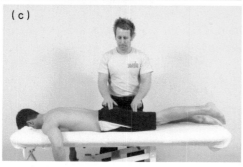
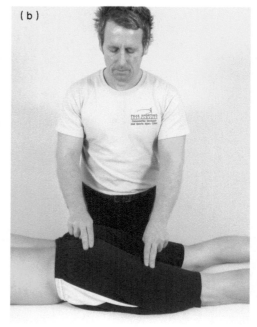

图5.4　髋伸展激活模式—顺序1：（a）治疗师轻轻地触诊患者的左侧腘绳肌和臀大肌；（b）治疗师的双手位置的近距离特写；（c）患者从治疗床抬起左腿

顺序 2

治疗师将拇指轻轻放在患者的竖脊肌上，患者被要求将他们的左腿从治疗床上抬起 2 英寸［图 5.5（a）和图 5.5（b）］。治疗师确认并在表 5.1 中标明哪一侧竖脊肌最先激活。

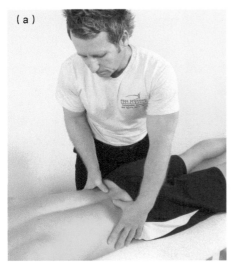
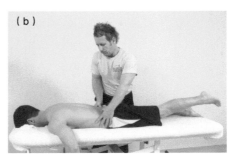

图 5.5 髋伸展激活模式顺序 2：（a）治疗师轻触患者的竖脊肌；（b）患者从治疗床抬起左腿

表 5.1 髋伸展激活模式——左侧

	第一	第二	第三	第四
臀大肌	○	○	○	○
腘绳肌	○	○	○	○
对侧的竖脊肌	○	○	○	○
同侧的竖脊肌	○	○	○	○

表 5.2 髋伸展激活模式——右侧

	第一	第二	第三	第四
臀大肌	○	○	○	○
腘绳肌	○	○	○	○
对侧的竖脊肌	○	○	○	○
同侧的竖脊肌	○	○	○	○

然后右腿重复顺序 1 和顺序 2，将结果记录在表 5.2 中。这样做之后治疗师就可以判断肌肉是否被正确地激活了。激活模式应该是：（1）臀大肌；（2）腘绳肌；（3）对侧的竖脊肌；（4）同侧的竖脊肌。

如果在顺序 1 触诊时，发现臀大肌激活排在第一，你可以保证说这是正确的。同样的道理也适用于顺序 2：如果对侧的竖脊肌优先收缩，这也是正确的顺序。

但是，如果你发觉腘绳肌或同侧的竖脊肌是第一个被激活的，而没有发觉臀大肌的收缩，你可以推断这是一个错误的激活模式。如果错误的激活功能紊乱没有得到纠正，我们的身体（发动机）将会发生故障，并产生一种代偿模式。

在我的经验中，我发现很多患者的腘绳肌和同侧的竖脊肌通常是最先收缩的，而臀大肌是顺序中的第 4 个被激活的。在这些情况下，竖脊肌和腘绳肌将成为进行髋伸展运动的主要肌肉。这可能导致骨盆前倾过度和随后的脊柱前凸过度，从而导致下背部的腰椎关节突关节的炎症。为了纠正错误的顺序，我们需要参考第 8 章，有关肌肉长度的测试，以及使用肌肉能量技术和肌筋膜松解技术来治疗短缩紧张的组织并使得其正常化。

请注意，在本章中没有讨论肌肉 5 和 6 的激活模式，因为我们需要确定肌肉 1 ~ 4 的正确激活顺序。我还发现，当肌肉 1 ~ 4 的激活顺序被纠正时，肌肉 5 和 6 的激活模式通常会自我修正，并且倾向于遵循正常的激活模式顺序。

案例研究

我有幸成为牛津大学赛艇俱乐部多年的体育整骨医师，特别是要准备一年一度的、与剑桥大学的赛艇比赛。在那些年里，你可以想象我对多少赛艇运动员进行了评估和治疗。在我的运动损伤诊所里，赛艇运动员最常见的诉说之一就是下背部疼痛。这种类型的疼痛可以包含多种病理因素，包括椎体关节突关节综合征、椎间盘突出、髂腰椎韧带挫伤和多裂肌拉伤等。在匆忙治疗疼痛部位之前，治疗师应该问自己以下问题：患者的疼痛是症状，还是原因？回想一下艾达•罗尔夫博士（Dr. Ida Rolf）说的：问题并不在你认为疼痛所在的部位。当我实际评估我的患者时，我完全认同此观点。

与赛艇队员开始交谈时，我问的一个问题是：谁存在背部疼痛？通常情况下，他们的反馈是相当一致的，大约有 30% 的人说他们存在背部疼痛，而这一比例在一年后会减少一些或增多一些。在 30% ~ 40% 的患者中，我可以保证，至少有 50% 患有腰痛的赛艇队员，臀大肌是他们所感知到的症状的罪魁祸首。

老实说，我可以举出许多因臀大肌问题而造成下背部疼痛的具体案例。然而，在这本书里，我将特别关注一个案例研究，其中涉及一个我将称呼为菲特（Fit）的患者。

菲特先生是一名 24 岁的精英赛艇运动员，他曾参加过奥运会比赛，所以他的划船技术应该是非常高超的。事实也的确如此，因为赛艇教练已经做好了他们的工作。只有菲特先生还记得，他一直存在所谓的腘绳肌紧张和下背部疼痛的问题。他进行越多的赛艇运动，就越觉得自己下背部疼痛和腘绳肌紧张。他对我说，他每天都在牵伸腘绳肌，但不管做了多少牵伸运动，从来没有感觉到这些肌肉的长度有任何改善。

大多数赛艇运动员会进行抗阻练习，并经常进行自身体重的抗阻练习以帮助提升内部单元（核心）的力量和稳定性，这是他们从事赛艇运动并追求成为一名运动效率极佳的运动员所必须践行的内容。这种类型的训练通常安排在他们的计划中，并且通常对运动员的竞技进步发展起到非常积极的作用。然而，在某些情况下，赛艇运动员认真遵从的专项训练会对他们的整体健康造成负面影响，并为他们今后的竞技生涯中可能出现的疼痛留下隐患。

在成为整骨医师之前，我是英国军队的一名体能教练，所以我在训练士兵和达到运动员的体能要求方面有很多经验。在部队服役期间，我曾目睹过无数次由于不正确的训练而造成的不计其数的损伤。当你被要求进行跳跃时，心里通常会问：跳多高？因为你不会怀疑别人告诉你要去做的事情。我很高兴地说，如今的情况有所不同，训练项目在过去的 10 年里得到了改善，越来越少的士兵和运动员受伤。

运动史

在对菲特先生进行问诊的过程中，通过具体的问题我得知，很明显，多年来，他一直在执行一项较大负荷的训练计划，他专注于深蹲、硬拉，以及用药球进行仰卧起坐的练习。

我要求他展示在训练中所做的一些练习，我要特地了解他的深蹲、硬拉和弓步技术。在没有太多细节的情况下，当菲特先生做深蹲和弓步时，我发现他的膝关节在离心运动中偏向了内侧，整体动作看起来很不稳定。由于感受到腘绳肌的紧张，他的关节活动范围在硬拉时极其有限。我还观察到在他的下背部有圆背动作，而不是保持腰椎处于一个中立位，这意味着这个练习的大部分动作是通过使用他的下背部而完成，而几乎没有动用其他肌肉。

只要他能记得，每天都做仰卧起坐，该训练使他的髂腰肌过度激活；髂腰肌是整个仰卧起坐的主要原动力，所以这不是一个好的腹部练习。一位治疗师曾经告诉他，建议他进行仰卧起坐的练习，以抵消他的下背部疼痛，这是一项很好的核心练习，但实际上随着时间的推移，他的髂腰肌变得越来越短、紧张。我强烈反对该治疗师的观点，即完全仰卧起坐是一项很好的核心训练。我告诉菲特先生，持续这种锻炼是他的下背部持续疼痛的原因之一。从那天起，菲特先生停止进行仰卧起坐的练习并开始做我给他提出的其他练习。

测试

在检查中，菲特先生腰椎区域的脊柱前凸和双侧骨盆前倾在自然姿势时很明显；疼痛局限在他的腰背部的 L5/S1 区域中心。经过测试发现下面的肌肉处在短缩的位置，因此我认为如下肌肉被考虑为处于紧张状态：

- 髂腰肌；
- 股直肌；
- 髋内收肌；
- 腰椎段竖脊肌；
- 腰方肌。

图 5.6 表明，当特定的肌肉收缩时，髋骨前旋，随后将造成骨盆的前倾和腰椎前凸。

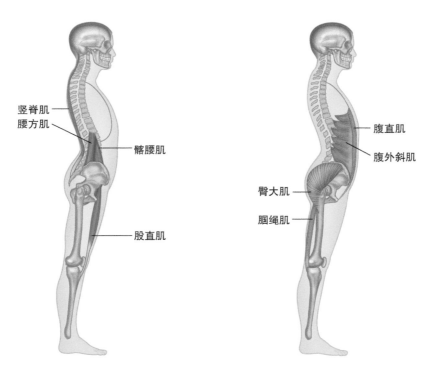

竖脊肌
腰方肌
髂腰肌
股直肌

腹直肌
腹外斜肌
臀大肌
腘绳肌

图 5.6　与脊柱过度前凸姿势相关的肌肉　　**图 5.7　与骨盆后倾和髋骨后旋相关的肌肉**

在第 8 章中我将更多地关注上述列出的肌肉（特别是髂腰肌），因为我认为这些肌肉紧张的肌群是导致菲特先生下背部疼痛的主要原因。现在，看一下，当我们发生如图 5.7 所示的姿势改变时，拮抗肌将发生什么变化。你可以看到在图 5.6 中显示的姿势表明骨盆前倾和腰椎前凸；列出的肌肉通过髋骨后旋将骨盆带回到一个中立位置的同时也可导致腰椎的屈曲。然而，由于骨盆前倾和脊柱前凸加重，列出的肌肉（臀肌、腹部肌肉）被迫处于被拉长的位置。因为对侧的肌肉被迫处在缩短的姿势（髂腰肌、股直肌、腰椎段竖脊肌），所以，被拉长的肌肉由于神经系统的抑制作用而变得无力。

臀大肌激活模式的评估

接下来我想以我的评估标准来评价菲特先生的臀大肌的功能能力，因为臀大肌是帮助划桨并有效推动赛艇前进的主要肌肉。当我对他进行髋伸展激活模式测试时，他的"所有的汽缸都失灵"——原谅这种表达，但事实确实是这样。他的腘绳肌和同侧腰椎竖脊肌占主导地位，臀大肌几乎处于"睡眠"状态，我觉得很显然，它好像被关闭了。

治疗

我给菲特先生提出的治疗方案，是遵循某个计划，这将在这本书的各个章节中概述；定期进行治疗和康复训练，并配合以下的章节中将进行示范和讨论的锻炼和补救治疗。事实上，可以说这整本书是以菲特先生的治疗计划为基础编写的，重点在于用这个特定的案例使读者更好地理解功能障碍的模式，以及我们如何作为治疗师跳出固有的思维模式以实施正确的康复治疗。（在菲特先生的案例中，我可以很高兴地说，我的治疗方案成功地解决了他的下背部疼痛和腘绳肌问题，并使他能够免于某些因素的限制而继续进行赛艇竞赛。）

我希望你仔细阅读下面的每一章，然后得出自己对这个案例研究和治疗计划相关的结论。请仔细思考一下鉴别诊断和假设的不同、我最终的结论以及我如何实际地着手这次治疗并解决问题，而不仅仅是缓解所谓的症状和潜在的问题。如果不这样做，可能会导致症状的加重并在未来产生进一步的问题。

结论

当你阅读下面的每一章时，我希望每一块拼图都将被归位，当最后一块被定位——所有一切都变得很清晰——在第 12 章中。我相信，当你读到某些章节时，你会怀疑、质疑，或者同意我的思维过程；但是到最后，我希望你能更好地理解它。此外，我希望我能给你提出引人深思的话题，让你开始从整体性的角度来思考身体，并熟悉肌筋膜吊索、运动链以及功能失调的模式。然后你就可以自信地使用各种类型的治疗和特定的练习来使你的患者/客户彻底康复。试着了解我的思维过程和临床推理以得出一个特定的结论，并做出决定来执行你认为有必要采取的补救行动。

上述菲特先生的案例只是众多案例中的一个，说明了在运动损伤诊所中可能会遇到的一种情况。表 5.3 的第一栏显示了一些患者常出现的疼痛和功能障碍，第三栏显示了可能造成这些疼痛和功能障碍的原因。

表 5.3　臀大肌概要

运动员呈现出	它可以意味着	可能的发现
腘绳肌或腰椎椎旁肌疼痛 / 紧张	错误的后肌肉链的激活模式	臀大肌力弱或该侧激活时间延迟
腿部向前或向上方向的力量输出不充分		
骨盆在跑步时位置下沉		
髋内收肌（大腿内侧）的紧张 / 疼痛，对身体方向定位的不对称	错误的髋伸展模式：大收肌过度激活用于髋伸展	同侧臀大肌功能下降
对身体方向定位的不对称		
一侧平衡能力优于另一侧		
过度紧张的背阔肌（记住主导侧手臂通常会比非优势臂在灵活度上稍差）	错误的后斜吊索	对侧臀大肌功能下降

（来源：Elphinston，2013。）

臀中肌的
功能解剖

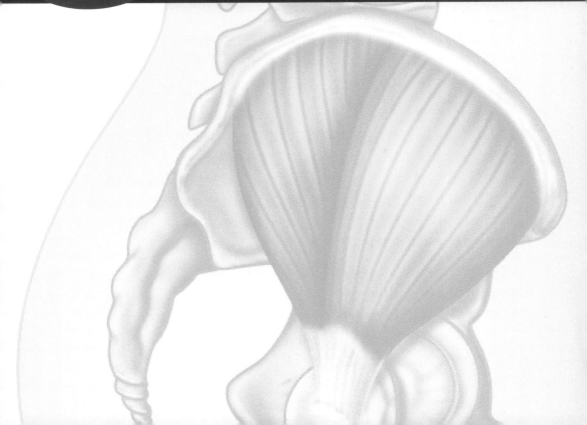

臀中肌解剖学

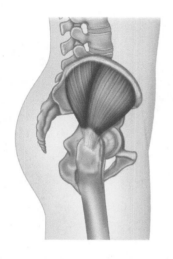

起始位

髂骨的外侧面，低于髂嵴，在臀后线和臀前线之间。

附着位

股骨大转子的外侧面斜向位。

作用

近上侧的肌纤维：外旋，可协助髋外展。

近前侧的肌纤维：内旋，可协助髋屈曲。

近后侧的肌纤维：外旋和伸髋。

神经：臀上神经（L4、L5、S1）。

图 6.1　臀中肌的起始位、附着位、动作和神经支配

臀中肌功能

如第 3 章所述，臀中肌主要作用于步态周期，特别是在开始接触地面和步态周期的支撑中期阶段。一般来说，当我们由 A 步行到 B 步的时候，臀中肌负责保持骨盆的姿势。

臀中肌应该在患者可能呈现的每一种跑步相关损伤中都进行评估。许多运动员在我的诊所里，提到过度跑步使他们有了下肢和躯干损伤，而其中大多数的运动员臀中肌功能都不足。我得出的结论是，该肌肉的力量和控制可能是实现高效的跑步生物力学模式的最重要的组成部分。这并不令人惊讶，因为当你在跑步时，你要么完全处于离开地面的状态，要么一侧腿在保持动态平衡。所有治疗师都应该能够评估和恢复臀中肌的功能。

让我们更仔细地看一下臀中肌的解剖学结构。该肌肉连接到整个髂嵴，延续到臀后线和臀前线之间的髂骨外侧面，一直到臀肌筋膜与阔筋膜张肌的后缘，甚至覆盖了髂胫束的后缘。臀中肌被分为三个不同的部分：前、中、后，它们合在一起形成了一个复合型的联合肌腱，连接在一起，并附着于股骨的大转子上。臀中肌前侧较垂直于地面的部分以及中段似乎比后段更适合髋外展。

一直以来，关于臀中肌主要在内旋还是外旋时被激活的问题存在很多争论。Ireland 等人（2003）的一项研究表明，在髌股疼痛的女性受试者中，髋关节外展和外旋能力明显弱于对照组。这种外旋无力是由于臀中肌功能障碍。相反，Earl（2005）观察到在涉及外展和内旋组合的任务中，臀中肌的激活程度最高。

如上所述，臀中肌的结构包含后侧纤维和前侧纤维；后侧纤维是我们作为治疗师所关心的。臀中肌后侧纤维与臀大肌一起工作，这些肌肉控制臀部外旋，这有助于髋、膝盖和下肢在步态周期开始时保持一致。

例如，治疗师要求一位患者行走并观察其步行特征。当患者在步态周期的足跟触地阶段将其重心放在左侧腿时，臀中肌部分负责作用于下肢的稳定机制，这也将有助于下肢各部分排列的一致性。患者继续进行步态循环并进入支撑期。这一阶段的臀中肌负责对右髋的外展，接着就开始看到右髋被抬高到略高于左侧髋部的水平位置。这个过程非常重要，因为它允许右腿有足够的空间在步态的摆动期进行摆动。

如果左侧的臀中肌无力，在步态周期中，身体会以两种方式做出反应：骨盆将会向站立腿的对侧向下倾斜（在本例中为右侧腿方向），考虑到采用特伦佰氏模式的步态［图 6.2（a）］；或者采用一种代偿性的特伦佰氏步态模式，就会观察到患者将整个躯干过度地转移到较弱侧的臀部［图 6.2（b）］。

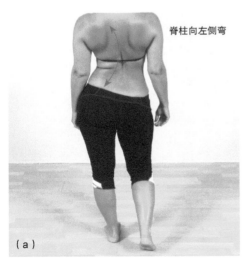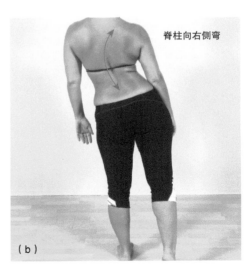

图6.2 （a）特伦佰氏步态；（b）代偿性特伦佰氏步态

当我们单脚站立时，会激活侧向吊索，包括同侧的臀中肌、臀小肌、髋内收肌，以及对侧的腰方肌（图 6.3）。如前所述，如果我们存在肌力不足的情况，这很可能是由于代偿过程导致其他肌肉过度激活的结果。臀中肌（后侧纤维）表现无力的患者往往通过与阔筋膜张肌的连接而使髋内收肌和髂胫束过度活跃；如果臀中肌的后侧肌纤维表现无力，梨状肌也会过度活跃。

臀中肌是骨盆动态稳定性的关键。在我的经验中，缺乏动态骨盆稳定性的跑步者会降低他们的步长，采用拖步的模式来减少触地时的地面反作用力，从而减少维持骨盆姿势所需的肌肉控制水平。

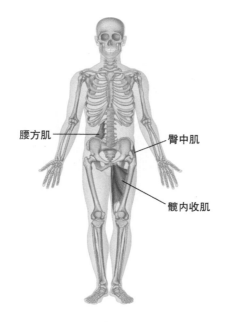

腰方肌

臀中肌

髋内收肌

图 6.3　侧向吊索

臀中肌无力将会影响到整个动力链。从足跟触地到支撑中期，臀中肌无力可使：

- 股骨过度内收和内旋；
- 膝内扣，或者可能是膝外翻的姿势；
- 下肢（胫骨）相对于足的位置内旋；
- 重心更多地转移到足的内侧；
- 距下关节的内旋增加。

正如你从上述臀中肌功能无力的结果所看到的，运动员处在持续的、与运动相关的增加和／或时间过久的距下关节过度内旋有关的损伤风险中，如胫骨内侧压力综合征（胫骨骨膜炎）、足底筋膜炎或跟腱病变。

一个强壮的臀大肌和臀中肌可获得一个稳定的膝。

臀中肌的评估

当我观察那些有膝盖或腰椎疼痛的患者时，我的评估过程包括检查臀肌的力量，特别是臀中肌。在本节中，我将讨论髋外展激活模式测试，用于确定髋外展肌（包括臀中肌）的正确激活顺序。

髋外展激活模式测试

髋外展激活模式测试检查左侧的激活顺序时，首先让患者采取侧躺姿势，双腿并齐，左侧腿在上方。三个肌肉将被按照这个顺序测试：臀中肌，阔筋膜张肌和腰方肌。治疗师通过将他们的右手轻轻放在患者的肌肉上来触诊腰方肌。接下来，为了触诊臀中肌和阔筋膜张肌，治疗师将部分手指放在阔筋膜张肌上，而大拇指放在臀中肌上，如图 6.4（a）和图 6.4（b）所示。

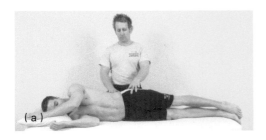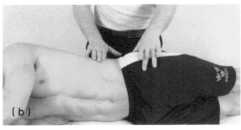

图 6.4　（a）对腰方肌、臀中肌和阔筋膜张肌的触诊；（b）手的位置特写

要求患者将左腿抬起外展，从右腿上抬起数英寸，同时治疗师记录肌肉的激活顺序（图 6.5）。检查任何代偿性的或错误的肌肉激活是很重要的。这个测试的用意是，患者必须能够进行髋外展且没有在（1）抬动起左侧的骨盆（髋部抬高，这意味着患者正在激活腰方肌）情况下，（2）使骨盆向前倾斜，（3）或者使骨盆向后倾斜。

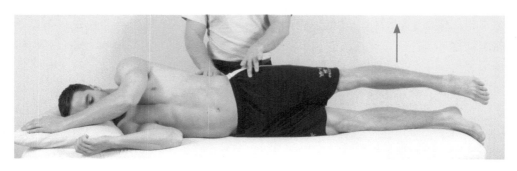

图 6.5　当患者进行左侧髋外展时，治疗师记下肌肉激活顺序

　　正确的激活顺序应该是先激活臀中肌，其次是阔筋膜张肌，最后是在骨盆抬起 25 度的仰角处时激活腰方肌。如果腰方肌或阔筋膜张肌首先激活，证明是错误的顺序，这会导致适应性的肌肉短缩。

　　一旦我们确定了髋外展的激活顺序，就必须决定下一步。大多数患者认为，他们需要去健身房锻炼，以增强力弱的臀中肌，尤其是当他们被告知臀中肌无力时，他们会做很多侧躺下的外展运动以增强明显无力的臀中肌。我需要特别强调的是，这些特别的练习并不会强化臀中肌，特别是在阔筋膜张肌和腰方肌为主要的外展肌时。梨状肌也会参与其中，因为外展肌无力，会进一步导致骨盆 / 骶髂关节功能障碍，使潜在的问题更加复杂。

　　因此，我们的答案是，最初就推迟对臀中肌的强化练习，把注意力集中在髋内收肌、阔筋膜张肌和腰方肌的短缩 / 紧张的组织上。理论上，通过延展紧张的组织，那些被拉长和变弱的组织将恢复长度，并自动恢复其力量。如果，经过一段时间后（推荐两周），臀中肌还没有恢复它应有的力量，可以增加针对该肌肉的功能性肌力练习。

臀中肌前侧 / 后侧肌纤维肌力测试

为测试左侧臀中肌，让患者采用侧躺姿势，左侧腿在上方。治疗师用右手触诊患者的臀中肌，患者被要求将左腿抬起外展，至离右腿几英寸远的地方，并在测试开始前使用肌肉离心收缩的模式保持这个姿势。治疗师将左手放在患者的膝附近，向患者的腿部施加向下的压力。患者被要求对抗压力（图 6.6），如果他们能够进行对抗，那么臀中肌被归为正常状态。

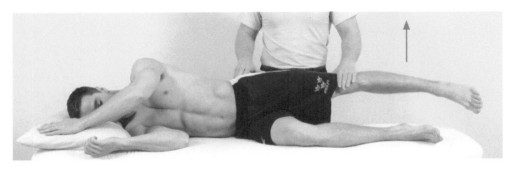

图 6.6　患者左髋外展对抗来自治疗师手部的向下的压力

臀中肌后侧肌纤维肌力测试

在对左侧臀中肌进行测试时，如果强调臀中肌的后侧纤维，那么治疗师控制患者的左髋关节轻微伸展和外旋，如图 6.7 所示。治疗师手部施加向下的压力（图 6.8），如果患者能够对抗这种下压力，臀中肌的后侧纤维被归为正常状态。如果你想要评估肌肉的耐力，而不是力量，那么应要求患者保持腿部外展状态至少 30 秒。

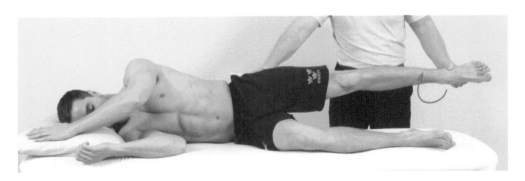

图 6.7　左髋外旋，强调臀中肌的后侧纤维

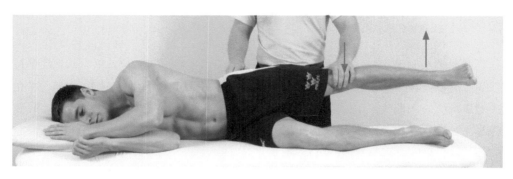

图 6.8 治疗师向外展状态下的左髋施加向下的压力

表 6.1 中提供的信息（类似于讲解臀大肌的第 5 章的表 5.3）将使你能够识别与臀中肌相关的某些疼痛和功能障碍。

表 6.1 臀中肌总结

运动员呈现出	它可能意味着	可能的发现
蹒跚或摇摆样步态	错误的承重策略	臀中肌无力 / 激活顺序问题
腰方肌紧张（躯干侧肌肉）	在步态中，很难将躯干保持在骨盆垂直方向的正上方，需要过度使用外侧的躯干肌肉	双侧臀中肌功能障碍
梨状肌紧张	承重时错误的骨盆控制需要更多的额状面控制	同侧臀中肌功能障碍
髂胫束紧张 / 膝外侧疼痛 / 髌骨疼痛	错误的髋外展或髋屈曲策略	同侧臀中肌或腰大肌功能障碍

（来源：Elphinston，2013。）

肌肉能量技术

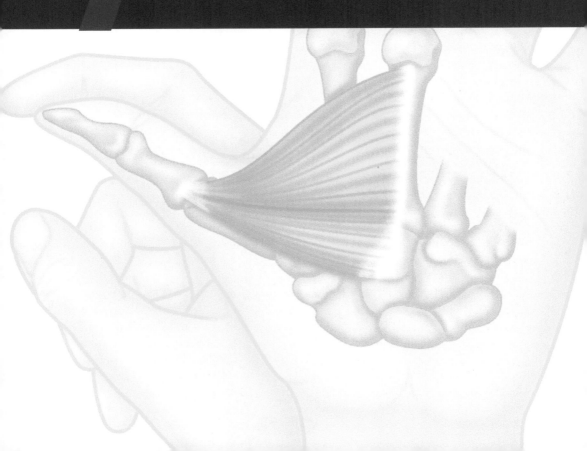

既然正在讨论如何通过延展紧张的拮抗肌来优化臀大肌，就需要解释肌肉能量技术（METs）的作用，这样就能更好地理解何时以及为什么使用这种治疗方法。物理治疗师有一个包含各种处理技术应用工具的工具箱来帮助肌肉松解和放松，从而协助患者身体的愈合机制。Mitchell（1948）第一次描述了肌肉能量技术，如果正确使用，可以对患者健康产生重大影响。Gibbons（2012）在 *The Reader* 的报道中更完整地描述了有关肌肉能量技术的内容。

定义：肌肉能量技术（METs）是整骨疗法中的一种手法诊断和治疗技术。在此期间患者肌肉根据要求进行活动，以一个精确控制的姿势为基础，沿着一个特定的方向准确地对抗施加的反作用力。

肌肉能量技术在应用中是独一无二的，患者做了最初的努力，而治疗师只是促进了过程。主要力量来自于患者软组织（肌肉）的收缩，以帮助和纠正肌肉骨骼障碍。这种治疗方法通常被归类为一种直接的技术，而不是间接的，因为肌肉力量的使用是基于一个受控的位置且沿着特定的方向，然后对抗一个通常由治疗师施加的位于远距离的反作用力。

肌肉能量技术的一些益处

当我向学生讲授肌肉能量技术的概念时，我所强调的好处之一是它在关节活动范围正常化中的用处，而不是改善灵活度。这听起来可能有违直觉。我想说的是，假如你的患者不能将颈部（颈椎）像向左侧一样去向右旋转，即他们在向右旋转时会受到限制。颈椎的正常旋转范围是 80 度，但是，假设患者只能向右旋转 70 度。这就是肌肉能量技术的切入点。在紧张的受限肌肉应用肌肉能量技术后，希望颈椎将能够旋转到 80 度——患者做出了所有的努力而你作为治疗师促进了颈椎进一步旋转。因此，现在已经改善关节活动度至正常范围。这在最严格的意义上并没有进行伸展的行为——尽管整体灵活性已得到改进，但这仅仅被认为是达到了一个正常的关节范围。

根据所使用的肌肉能量技术的环境和类型，这种治疗的目标可以包括：

- 恢复高张力肌肉至正常状态；
- 强化力弱的肌肉；
- 为肌肉随后的伸展做准备；
- 增加关节的活动度。

恢复高张力肌肉至正常状态

通过简单的肌肉能量技术过程，我们作为物理治疗师可以尝试使高张力的短缩肌肉得以放松。如果我们认为一个关节的活动度是有限的，那么通过对高张力结构的初步鉴定，我们可以使用这些技术来帮助组织实现正常化。某些类型的按摩疗法也可以帮助我们达到这种放松的效果，一般来说，肌肉能量技术可配合按摩疗法一同使用。我个人认为，动态按摩疗法是理疗师最好的工具之一。

强化力弱的肌肉

肌肉能量技术可以在强化力弱甚至松弛的肌肉中使用，因为患者被要求在延展的过程前收缩肌肉。治疗师能够通过让患者收缩被归类为力弱的肌肉以对抗治疗师施加的阻力（等长收缩），肌肉能量技术的使用方式可以是多种多样的。例如，可以要求患者用肌肉最大收缩能力的大约20%来进行对抗运动5～15秒。然后要求重复这个过程5～8次，之间休息10～15秒。随着时间的推移，患者的表现可以得到显著的改善。

为肌肉随后的伸展做准备

在某些情况下，患者参与的运动将由他们关节的活动度决定。每个人都可以提高他们身体的活动度，而肌肉能量技术可以用来帮助实现这个目标。记住，肌肉能量技术的重点是试图改善关节的活动度至正常水平。

如果你想让患者的活动度超过正常水平，那么可以推荐一种更激进的肌肉能量技术。这可能是一种要求患者比标准的肌肉能力更稳固10%～20%的形式。例如，我们可以要求患者用40%～70%的肌肉最大收缩能力进行收缩。这种增加的收缩将有助于刺激更多的运动单位激活，进而增强高尔基腱器官（GTO）的刺激。这样就会实现更多的肌肉放松效果，并让肌肉能延展得更多。无论哪种方式，一旦一个肌肉能量技术被纳入到治疗计划中，计划的灵活变通度就得到了增大。

增加关节的活动度

当指导肌肉测试时，我最喜欢的一句话是：关节僵硬可以变成肌肉紧张，而肌肉紧张会变成关节僵硬。这不是很清楚吗？

当你正确地应用一个肌肉能量技术时，它会是提高关节活动度的最好方法之一，即使你最初是在放松肌肉。肌肉能量技术的重点是让患者收缩肌肉；这随后带来了一个放松期，使这个特定的关节实现更大的活动度。

肌肉能量技术的生理效应

在第 2 章中描述了姿势的偏移，通过应用在本书中所展示的技术，我们可以初步确定哪些肌肉被分类为短缩类型，以及它对一个人的身体姿势和与臀大肌的关系有什么影响。一旦这些肌肉通过特定的测试被识别出来，我们就能够使用肌肉能量技术来帮助纠正这些功能障碍。然后可以设计一种纠正治疗方案，帮助最大限度地优化和强化臀大肌的功能。

肌肉能量技术带来两种主要的效果，这些将在两种不同的生理过程的基础上进行说明：

- 等长收缩后放松（PIR）；
- 交互抑制（RI）。

当我们使用肌肉能量技术时，会发生某些神经系统的影响。讨论主要过程 PIR / RI 之前，我们需要考虑两种类型的感受器官参与了牵张反射（图 7.1）：

- 肌梭对肌纤维长度以及长度变化速度敏感；
- 高尔基腱器官，察觉长时间的张力变化。

牵拉肌肉导致从肌梭传送到脊髓后角细胞（PHC）的脉冲增加。反过来，前角细胞（AHC）到肌纤维的动作电位信号增加，从而产生一种保护性的张力来抵抗肌肉的牵拉。然而，几秒后增加的张力在高尔基腱器官中被察觉到，它将传递脉冲信号给后角细胞，这些电位信号对先前前角细胞引起的运动单位的刺激增加有抑制作用。这种抑制作用会导致运动动作电位信号的减少以及随之而来的肌肉放松。这意味着长时间的肌肉伸展会增加其可牵伸范围，因为高尔基腱器官的保护性放松会大于由肌梭引起的保护性收缩。然而，快速的肌梭牵拉会使肌肉立即收缩，而且由于该活动没有持续一定的时间，因此，不会有抑制效应和作用出现。这就是所谓的基本反射弧。

等长收缩后放松（图 7.2）是由从脊髓到肌肉本身的神经反馈引起的，当肌肉持续收缩时，肌肉的张力降低。这种降低持续时间为 20 ~ 25 秒，在此期间，组织可以更容易地移动到新的静息长度。

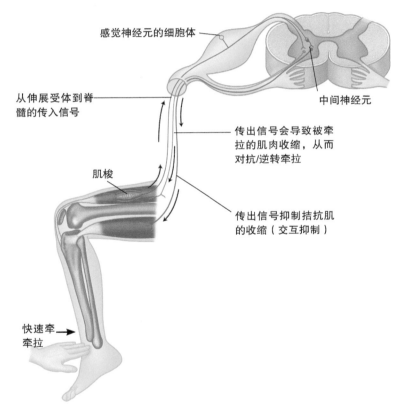

图 7.1　牵张反射，用手制造快速牵拉以激活肌梭

当使用交互抑制（图 7.2）时，肌肉张力的降低依赖于拮抗肌对肌肉收缩的生理抑制作用。当收缩的主动肌接收到从运动神经元传入的激活电位信号时，对侧的拮抗肌的运动神经元在同一时间接收抑制电位信号，从而阻止拮抗肌收缩。由此可见，主动肌的收缩或对其伸展牵拉一定会引起拮抗肌的放松或抑制。相反，主动肌快速牵拉则会促进主动肌的收缩。

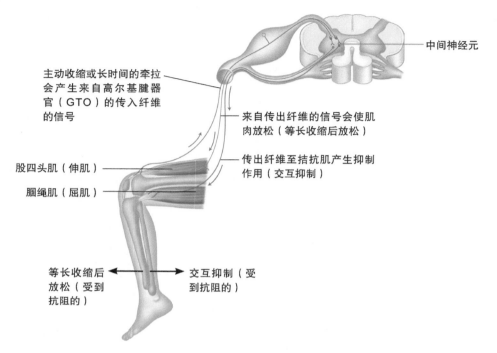

中间神经元

主动收缩或长时间的牵拉
会产生来自高尔基腱器
官（GTO）的传入纤维
的信号

来自传出纤维的信号会使肌
肉放松（等长收缩后放松）

传出纤维至拮抗肌产生抑制
作用（交互抑制）

股四头肌（伸肌）

腘绳肌（屈肌）

等长收缩后
放松（受到
抗阻的）

交互抑制（受
到抗阻的）

图 7.2　等长收缩后放松（PIR）和交互抑制（RI）

　　一个不应期（恢复静息电位所需的短暂时间）伴随交互抑制会存在 20 秒；然而，人们认为交互抑制的功能小于等长收缩后放松。治疗师需要能够同时使用这两种方法，因为有时会因为疼痛或受伤而不方便使用主动肌。由于肌肉能量技术所使用的力量是最小的，因此对受伤或组织损伤造成风险的可能性将会降低。

肌肉能量技术使用方法

"约束力点" 或 "阻力屏障"

　　在本书中多次提到"约束力"一词。当治疗师的手 / 手指第一次感受到阻力时，就出现了约束力点或阻力屏障。通过经验和不断的练习，治疗师能够触诊到软组织的阻力，因为受影响的区域被轻轻地带入了有约束力的位置。这种有约束力的位置不是牵拉点，而是位于牵拉点之前的位置。治疗师应该能够感觉到这种差异，而不是等患者提出自己感受到牵拉已经发生。

在肌肉能量技术的大多数应用中，约束力点，或者接近约束力点，是应用肌肉能量技术的首选位置。显然，与其他技术相比，肌肉能量技术是一种相当温和的牵拉形式，因此人们可以认为它在康复过程中更合适。应该记住，肌肉收缩的大部分问题都发生在姿势肌中。由于这些肌肉主要是由慢肌纤维组成的，所以一种温和的伸展方式可能更合适。

步骤

- 患者的肢体采取能感受到有阻力的位置，例如约束力点。对于患者来说，如果你将要治疗的受影响区域，特别是这些组织处于慢性功能紊乱阶段时，移动待治疗组织至稍微接近约束力点位置，这会让患者感到更舒服。
- 患者被要求其待治疗的肌肉或拮抗肌进行等长收缩的方式（等长收缩后放松）或拮抗肌（交互抑制）使用 10% ~ 20% 的肌肉最大主动收缩力量对抗由治疗师施加的阻力。
- 如果使用的方法为等长收缩后放松，患者应使用主动肌。这将直接使短缩的结构得到放松。
- 如果在肌肉能量技术所使用的方法基于交互抑制时，要求患者拮抗肌进行等量的收缩；这将会在相对的肌群（主动肌）中产生松解效应，这仍然被归类为紧张和短缩的结构（参见下面的等长收缩后放松示例）。
- 患者被要求慢慢地引入一个等长收缩，持续 10 ~ 12 秒，避免任何被治疗区域的痉挛。如上所述，这种持续的收缩是使高尔基腱器官加载所需的时间，它使高尔基腱器官激活，并影响肌的梭内纤维。这就产生了影响肌梭的作用，从而抑制肌肉张力。然后治疗师有机会以最小的努力将受影响的待治疗区域移动至一个新的牵拉范围。
- 患者的收缩不应引起不适或拉伤。
- 患者要充分放松，深呼吸，当他们呼气时，治疗师控制过度紧张的肌肉所在的关节移动到一个新的牵拉位置，因此稳定关节一直处于正常的活动范围。在等长收缩后，进入等长收缩后放松，有一个 15 ~ 30 秒的放松期；这段时间可以是把组织牵拉到新的静息长度的最佳时间。
- 重复这个过程，直到无法拥有进一步的进展（通常重复 3 ~ 4 次），并保持在最后的静息长度 25 ~ 30 秒。一段 25 ~ 30 秒的时间被认为足够神经系统锁定住这个新的静息长度。
- 这种类型的技术对于放松紧张且短缩的软组织的张力是非常理想的。

急性和慢性症状

使用肌肉能量技术治疗的软组织症状一般分为急性和慢性两种，这往往与某种形式的拉伤或组织创伤有关。肌肉能量技术可以用于急性和慢性症状。急性包括任何明显的急性症状、疼痛或痉挛，以及任何在前三到四周出现的软组织症状。任何持续时间较久以及急性症状较不明显的均可被认为是慢性症状，可帮助确定哪些类型的肌肉能量技术较合适。

如果你感觉呈现症状相对急性（在过去的三周内发生），可以在约束力点进行等长收缩。当患者在肌肉等长收缩10秒后，治疗师将受影响的待治疗区域移动至新的约束力点。

在慢性的情况下（持续超过三周），等长收缩从约束力点前一个位置开始。在患者肌肉收缩10秒后，治疗师就会检查约束力点，特定区域移动至新的约束力点。

等长收缩后放松与交互抑制的对比

患者的疼痛程度通常是选择最初应用哪种方法进行干预的决定性因素。等长收缩后放松方法通常治疗那些短缩且紧张的肌肉时选择的技术，因为就是这些肌肉最初在本应放松的过程中在收缩。

然而，有时患者在主动肌即短缩的组织收缩时，会感到不适。在这种情况下，收缩对侧的肌群（拮抗肌）似乎更合适，因为这会减少患者对疼痛的感知，但仍然能够对疼痛的组织产生松弛作用。因此，如果主要短缩组织的敏感性增加，使用交互抑制方法从无痛的拮抗肌开始介入通常是第一选择。

当患者最初的疼痛被适当的治疗干预所减少时，等长收缩后放松技术可以被纳入（如前所述，等长收缩后放松使用了紧张短缩结构的等长收缩，与交互抑制方法中使用拮抗肌进行收缩形成对比）。在某种程度上，决定最佳方法的主要因素是敏感组织处于急性还是慢性阶段。

在定期使用等长收缩后放松和交互抑制后，我发现用等长收缩后放松来延展高张力组织取得了最佳效果（要求在此技术中，患者没有疼痛）。然而，一旦我使用了等长收缩后放松的方法，如果我觉得在缩短的致密组织中需要更多的关节活动度，我就会开始利用交互抑制方法在拮抗肌上重复两次干预。这种方法在我的患者改善整体活动度的治疗中产生了预期效果。

等长收缩后放松的例子

我们现在要应用一种等长收缩后放松方法来治疗拇内收肌（拇为拇指）。你可能会认为用一个臀大肌相关的例子来证明肌肉能量技术是如何起作用将更合适。但是，我想让治疗师先自己练习一下，这样他们就能更好地理解肌肉能量技术的概念。一旦这项技术被理解并通过这个简单的例子进行练习，治疗师就能准备好处理更复杂的肌肉能量技术，以帮助恢复重要的臀大肌功能。

把你的左手（或右手）放在一张白纸上，手尽可能地展开，画出手指和拇指轮廓（图 7.3）。

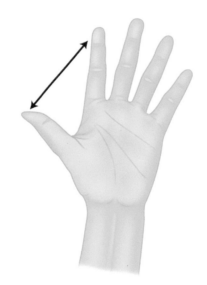

图 7.3　测量拇指和手指之间的距离

移开纸张，尽可能地将拇指外展，直到感觉到不能更大。接下来，将右手的手指放在左手拇指上，并使用等长收缩，将拇指内收以对抗手指向下的压力，这样就可以达到等长收缩（图 7.4）。在施加这个压力 10 秒后，吸气，然后在呼气时顺着将拇指进一步的外展（但不要强加力于拇指）。再重复这一步骤两次，然后保持等长收缩 20 ~ 25 秒。

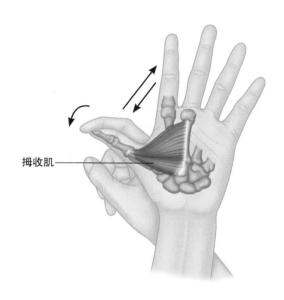

拇收肌

图 7.4　内收拇指以对抗对侧手指施加的阻力

现在把你的手放回纸上，再画一遍（图 7.5）；希望你能看到拇指比之前外展的范围更多。

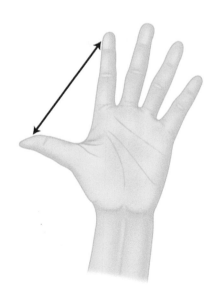

图 7.5　应用等长收缩后放松进行肌肉能量技术治疗后重新绘制的手

拮抗作用的起因——重要的髂腰肌、股直肌和髋内收肌

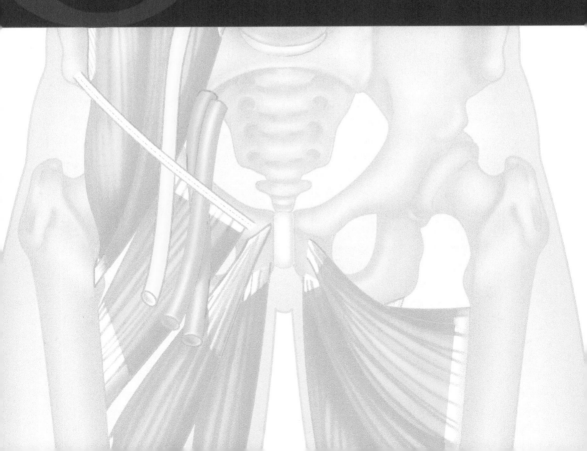

这一章的重点将是在软组织结构中识别相对的短缩以及引起的紧张模式，如容易变短和变紧张的特定肌肉。我已经讨论了为什么拮抗肌可以被拉长和力弱；这可应用到臀大肌与臀中肌，因为它们都是相位肌群的一部分。治疗措施并不是加强所谓的无力的肌肉，鼓励以力量训练为基础的运动不会帮助这些特定的肌肉恢复力量，因为短缩且紧张的拮抗肌使它们处于力弱的状态。

谢林顿交互抑制原则（Sherrington，1907）指出，高张力的拮抗肌可能会反射性地抑制主动肌。因此，在短缩和随后引起紧张的拮抗肌的存在下，我们必须首先着手恢复正常的肌肉张力和／或长度，然后试着加强力弱或被抑制的肌肉。具体做法是，首先以某种方式去鼓励延展这些短缩的肌肉从而改变其过度紧张的状态，这可以通过结合肌肉能量技术（例如等长收缩后放松）和特定的筋膜松解术来完成，然后再加入第 12 章中描述的针对臀大肌的具体的力量强化练习。

Kankaanpaa 等人（1998）和 O'Sullivan 等人（1997）研究疼痛抑制和腰椎骨盆姿势控制的改变对如臀大肌和臀中肌这类表层肌群激活模式失衡的影响。Hungerford 等人（2003）报告说，由于这种不平衡，这些肌肉的功能可能会被更活跃的股二头肌、髂腰肌、阔筋膜张肌和髋内收肌所代替。

还记得哪些肌肉对臀大肌有拮抗作用吗？臀大肌确实是一个强大的髋伸展肌，所以其拮抗肌只能是髋屈肌——负责髋屈曲的主要肌肉——具体地讲，是髂腰肌和股直肌。臀中肌是一个强大的髋外展肌，所以它的拮抗肌必须是髋内收肌。鼓励正确的髋伸展激活模式的一种方法是识别和纠正髋屈肌的长度问题：如果髋屈肌被测试确认存在短缩，那么可以使用肌肉能量技术或肌筋膜松解技术使这些短缩的结构的静息长度恢复正常。这一延展短缩结构的方法可以使用大约两周的时间；如果特定的激活模式在这段时间后没有得到改善，那么加强臀大肌肌力的方案就可以被添加到治疗计划中，这将在后面论述。

因此，臀大肌和臀中肌的拮抗肌是：

• 髂腰肌（包括腰大肌和髂肌）；
• 股直肌；
• 髋内收肌。

这些肌肉现在将做更详细地讨论。（还有其他相关的肌肉，但在本书中不会涉及。）

髂腰肌解剖学

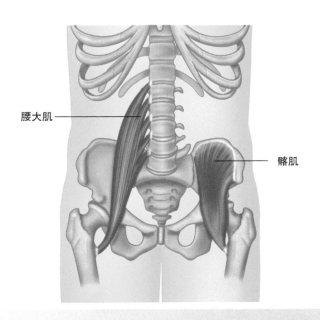

腰大肌

髂肌

起始位

腰大肌：所有腰椎的横突（L1 ~ L5）；第12胸椎和所有腰椎（T12 ~ L5）的椎体；每个椎体的椎间盘上端。

髂肌：髂窝的上三分之二部位；腰骶和骶髂关节的前侧韧带。

附着位

股骨小转子。

动作

屈髋，辅助髋外旋。远固定时会在仰卧位坐起状态中使躯干屈曲。

神经

腰大肌：腰神经的腹侧支（L1 ~ L4）。

髂肌：股神经（L1 ~ L4）。

图 8.1 髂腰肌的起始位、附着位、运动和神经支配

对髂腰肌的评估

改良托马斯试验

为测试右髋，患者被要求仰卧在治疗床的边缘，同时握住自己的左膝，将自己的左膝尽可能地拉向胸廓，如图8.2所示。髋部的完全屈曲促使髋骨完全后旋，并有助于使脊柱位于水平位。从这个姿势，治疗师观察患者的右膝相对于右髋所处的位置。膝的位置应该在髋部以下，图8.2显示了右侧髂腰肌的正常长度。

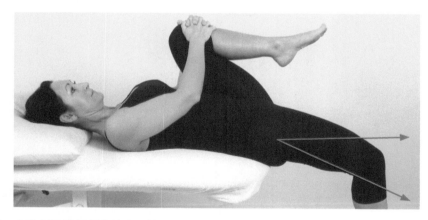

图8.2 右膝低于髋部所在的水平位，显示髂腰肌的正常长度

在图8.3中，治疗师用他的手臂展示了患者右髋相对于右膝的位置，可以看到髋部处在屈曲位，这证实了在本例中右侧髂腰肌的紧张。

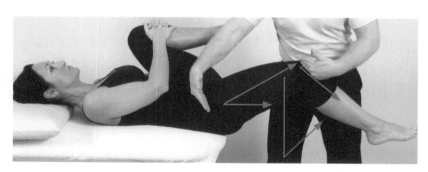

图8.3 确认了的右侧髂腰肌的紧张，也可以看到紧张的股直肌

当患者保持改良的托马斯试验的姿势时，治疗师可以施力使患者进行右侧髋外展（图 8.4）和髋内收的动作（图 8.5）。上述每一种动作达到 10 ～ 15 度的活动度通常被认为是正常的关节活动范围。

如果髋外展动作受到限制，即活动范围小于 10 ～ 15 度，那么髋内收肌群处于短缩的位置；如果髋内收动作受到限制，那么髂胫束和阔筋膜张肌处在短缩的位置。

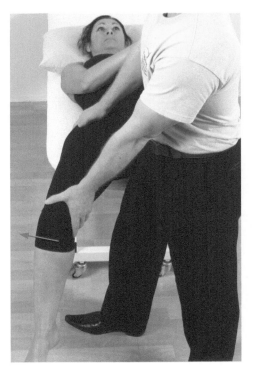
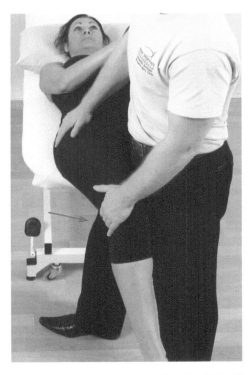

图 8.4　髋外展受限，提示髋内收肌的紧张　　图 8.5　髋内收受限，提示髂胫束 / 阔筋膜张肌的紧张

髂腰肌的肌肉能量技术治疗

在治疗右侧时，患者采用与上述改良的托马斯试验相同的姿势。患者的左足倚靠在治疗师的身体右侧，治疗师施加压力，以引导患者的左髋进入完全屈曲的状态。治疗师用右手稳定患者的右髋，将左手放在患者的右膝之上，要求患者屈右髋以对抗治疗师施加的阻力 10 秒，如图 8.6 所示。

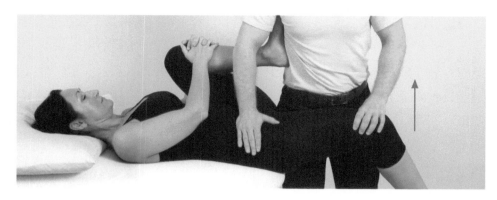

图 8.6　患者屈曲右髋对抗治疗师左手施加的阻力，与此同时治疗师的右手稳定患者的右髋

等长收缩之后，在放松阶段，治疗师慢慢地施加向下的压力。这将使患者右侧髋部被动地伸展，并使右侧髂腰肌延展，如图 8.7 所示。在这种技术中，重力也会起到一定的作用，它可以帮助延展髂腰肌。

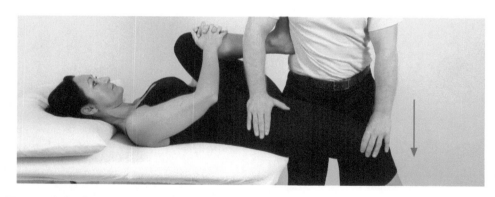

图 8.7　治疗师借助重力伸展右髋以延展髂腰肌

或者，也可以在屈曲的姿势下收缩髂腰肌，如图 8.8 所示。如果用最初的方法激活髂腰肌会使患者感到不适，通常就使用这个方法。让髋部处于较为屈曲的位置将使髂腰肌处于较放松的状态，这将有助于它的收缩并帮助减少不适感。

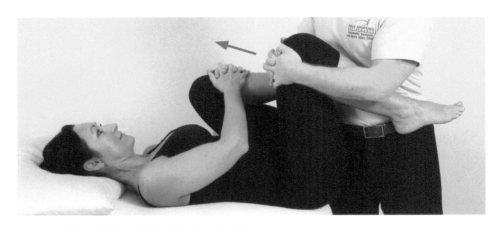

图 8.8　患者在髋屈曲的姿势下进行抗阻屈曲右髋

患者被要求屈曲右髋，以对抗治疗师施加的阻力（图 8.8）。经过 10 秒的收缩后，在放松阶段，治疗师通过被动使患者髋部进入伸展的姿势来延展患者髂腰肌的长度，如图 8.9 所示。

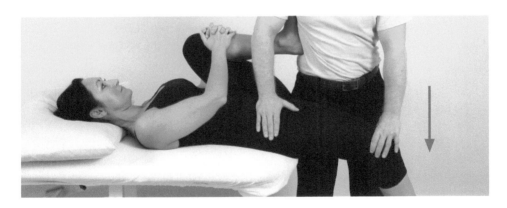

图 8.9　右侧髂腰肌的延展

小贴士：腰大肌也被称为菲力牛排——一种取自牛腰部的里脊肉。腰大肌的双侧短缩可导致骨盆前倾，进而导致腰椎前凸过度。这可能引起关节面受到挤压，导致下背痛。

注：如果定期进行全范围的仰卧起坐，主要动用的肌肉是髂腰肌。重复性的仰卧起坐会使髂腰肌变得更强壮也更紧张，并导致腹肌肌力不足，这可以造成患者持续的下背痛。

为了证明髂腰肌的参与，让患者处于仰卧位并保持膝屈曲，治疗师握住患者的脚踝，患者进行足背屈的同时与治疗师施加的阻力进行对抗。这将刺激身体前侧肌肉链，包括髂腰肌（也是这条链的一部分）。然后患者进行全范围的仰卧起坐（多数健康的人可以进行多次仰卧起坐）。

为了停用或关闭髂腰肌，要求患者的足在踝关节处跖屈（而不是背屈），或者收缩臀大肌。两种动作中的任何一种都会刺激身体后侧肌肉链从而使髂腰肌关闭，因为激活臀大肌后，通过交互抑制会引起髂腰肌放松。当患者被要求在激活臀大肌的情况下进行仰卧起坐时，该动作将不可能被完成，这证实了髂腰肌通常是全范围仰卧起坐的原动肌。

腰大肌的肌筋膜治疗

腰大肌（图 8.10）主要涉及骨盆、腰椎和胸椎的多种功能障碍。一些研究认为，较低位的内侧肌纤维有助于维持一种脊柱过度前凸的曲线，而上外侧肌纤维则有助于保持一个平背的姿势。

我所描述的放松腰大肌的技术，由于肌肉和人体内部器官的相关结构，它的正确操作可能会非常棘手。我想说的是，当你试图触诊和治疗腰大肌时，必须非常小心，因为它将会非常脆弱，特别是处在短缩的姿势时。理疗师在对这一部位进行治疗时，需要有一位有经验的治疗师指导，而不应该仅仅通过阅读这本书后直接来治疗。

定位腰大肌

使患者仰卧，左膝屈曲，足底触地。下一步定位患者的脐部，向一侧移动大约 2 英寸（约 5 厘米），向靠近患者足部所在的方向水平移动 2 英寸。这一特定的部位使物理治疗师能够触诊和治疗腰大肌。让患者像前面所述的那样进行膝屈曲，因为这样可以使腰大肌放松。慢慢地开始，治疗师轻轻地移动手指并用指尖按压软组织，直到手指触碰到更坚硬的结构，如图 8.11 所示。当治疗师感觉到已经找到了腰大肌时，让患者把腿从治疗床上抬起 1 英寸（约 2.5 厘米），此时治疗师手指会感觉到肌肉的收缩，这将证实触诊在正确的区域（图 8.12）。如果治疗师感觉触摸不到肌肉，那么可能需要朝向脊柱向中间的位置稍微移动一些距离。一旦触摸到腰大肌，患者可能会报告说无法抬起腿，这可能是肌肉力弱的迹象，治疗师所施加的压力引起了抑制。

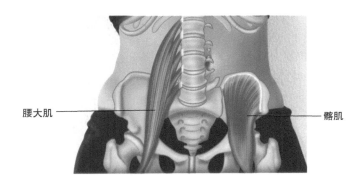

图 8.10 腰大肌在腹部的位置

腰大肌

髂肌

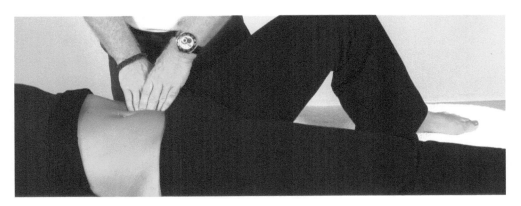

图 8.11 经由腹部触诊左侧腰大肌

左腿抬高约5厘米

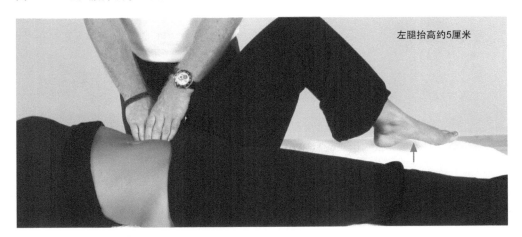

图 8.12 经由腹部触诊左侧腰大肌——左腿抬起

治疗起始位置

患者仰卧并使双膝处于屈曲位。治疗师使用如上所述的方式触诊患者左侧腰大肌。然后，患者被要求屈髋以帮助治疗师确定手部的正确位置，如图 8.12 所示。腰大肌的外侧纤维是治疗师最有可能触及的部分。如果治疗师想要定位腰大肌内侧的肌纤维，那么在慢慢移动手指到较低位置的肌纤维的过程中，要与大部分肌肉保持接触的状态。这也会引导治疗师在施加更强的压力之前，避开任何脆弱的结构和血管。然后，患者被要求尽可能慢地在治疗床上滑动脚后跟以延展腰大肌，同时治疗师对患者腰大肌施加压力（图 8.13），这种技术被描述为"锁定"腰大肌。

如果这一概念难以理解，可以换另一种思考方式。想象把一把钥匙插入一扇门，这类似于治疗师的手指（钥匙）压在患者的腰大肌上（门），患者伸直腿的过程，相当于门的打开过程。

患者的腿尽可能地伸直后，治疗师减轻施加在患者腰大肌上的接触压力，然后再重复两到三次，或者直到感觉到患者组织结构的变化。

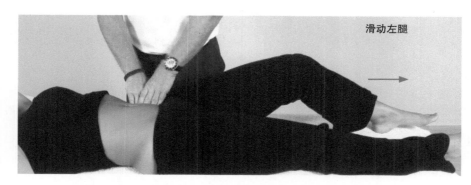

滑动左腿

图 8.13 患者使用滑动动作伸展左侧腿，同时治疗师向左侧腰大肌施加压力

肌肉附着在横膈膜上，正确的呼吸技术也可能对腰大肌的延展非常有益。我通常会指导患者，在我用指尖对腰大肌施压时吸一口气；当患者伸展一侧腿时，我要求他们在放松的阶段进行完全呼气。

治疗技术的变化

上述是我所称的初始技术，正确地掌握它之后，技术就可以稍微改变，以达到更令人满意的效果。

如上所述，初始技术是由治疗师施加压力来锁定组织。由于治疗师的指尖处于锁定的位置，当患者降低他们的腿时，治疗师可以往腰椎方向（腰大肌的起始位）施以轻微的压力。这可能会有促进腰大肌进一步延展的效果。

另一种很好的延展腰大肌长度的方法（这在我的诊所里很管用），就是对手臂的使用。这种技术的开始姿势如图 8.14 所示，患者将左腿从治疗床上抬起 2 英寸（约 5 厘米），同时将左臂从治疗床上抬起，治疗师触诊左侧腰大肌。然后患者被要求吸气，开始伸直他们的左侧腿。在呼气时，患者被要求尽可能地在舒适的范围内伸展手臂过头顶，如图 8.15 所示。这一过程似乎对腰大肌的拉长有惊人的效果。

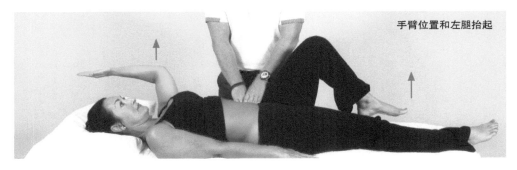

图 8.14　患者处于起始位置，治疗师向患者左侧腰大肌施加压力

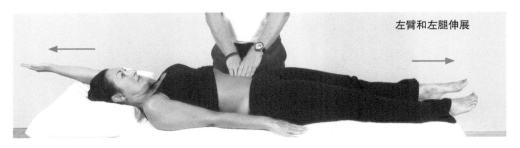

图 8.15　患者的左腿和左侧手臂伸直，同时治疗师向患者的左侧腰大肌施加压力

上述技术的变化形式是要求患者在伸展阶段的末期向右侧侧屈，如图 8.16 所示。

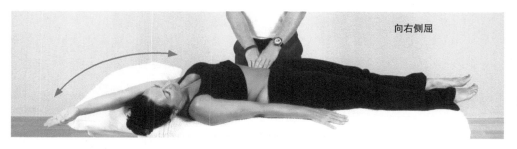

向右侧屈

图8.16　患者将左腿和手臂伸展，然后向右侧侧屈，治疗师向患者左侧腰大肌施加压力

股直肌解剖学

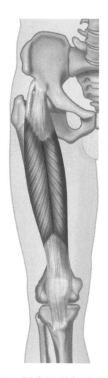

起始位

直头（前侧头）：髂前下棘。

反折头（后侧头）：髋臼上方的骨沟（在髂骨上）。

附着位

髌骨，然后通过髌韧带接连胫骨粗隆。

运动

膝伸展以及髋屈曲（特别是在联合运动动作中，例如踢球动作）。帮助髂腰肌向大腿方向屈曲躯干。在步行的足跟触地时，防止膝屈曲。

神经

股神经（L2 ~ L4）。

图8.17　股直肌的起始位、附着位、运动和神经支配

对股直肌的评估

改良托马斯试验

这个试验不仅对股直肌是一种极好的鉴别方法，如前所述，也适用于髂腰肌。为了测试右侧股直肌，患者采用如图 8.18 所示的姿势，握住左腿。

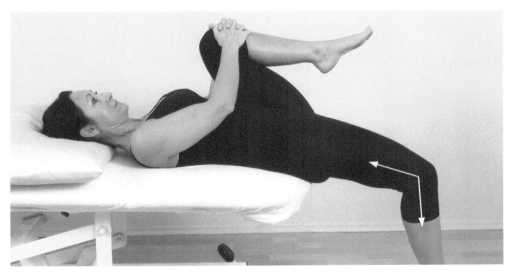

图 8.18　为了测试右侧股直肌，患者仰卧于治疗床上，并握住左腿，图中显示了股直肌的正常长度

患者被要求将左膝向胸廓方向拉近，因为这将使左侧的髋骨向后旋。这是测试体位。从这个位置，治疗师观察患者右膝和右脚踝的位置，右膝应在右脚踝正上方，此时右侧股直肌的正常长度如图 8.18 所示。

在图 8.19 中，治疗师展示了右膝相对于右脚踝的位置。在这里，可以看到小腿处在一个伸展的位置，这证实了右侧股直肌的紧张。你也会注意到髋部处在一个屈曲的位置，这表明了髂腰肌的紧张，这个内容已经在前面讨论过。

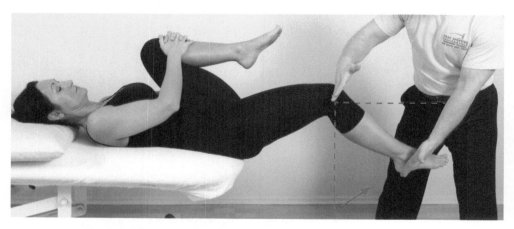

图 8.19　膝关节处于伸展位，说明股直肌紧张

股直肌的肌肉能量技术治疗

患者被要求采取俯卧姿势，治疗师被动屈曲患者的右膝，直至患者感觉到约束力。与此同时，治疗师用右手稳定患者骶骨，这将阻止患者骨盆前旋和减少潜在的对患者腰椎关节的压力。

注意：如果你认为患者腰椎前凸增加，可以在他们的腹部下面放一个枕头，这将有助于减少患者脊柱前凸变平，并减轻患者任何潜在的不适。

从约束力点的位置，患者被要求伸膝以对抗治疗师施加的阻力（图 8.20）。经过 10 秒的收缩，在放松阶段，治疗师促进患者进一步屈膝，这将延展股直肌，如图 8.21 所示。

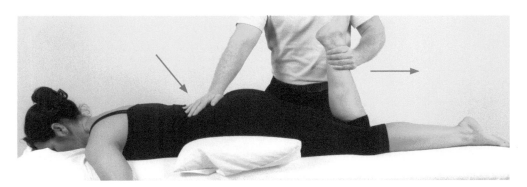

图 8.20　患者伸展膝，治疗师施加阻力

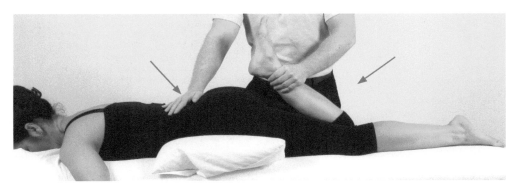

图 8.21　治疗师在稳定患者腰椎的基础上，促进患者屈膝以延展股直肌

图 8.22 显示了治疗师使患者股直肌的起始位也得到进一步的延展。初始收缩与图 8.20 所示的完全相同。收缩之后，在放松阶段，治疗师用右手控制患者骨盆的位置，同时用左臂慢慢使患者屈膝并伸髋。这将使患者股直肌的起始处和附着处都得以延展。

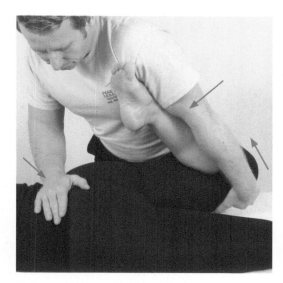

图 8.22　治疗师稳定患者腰椎，使患者屈膝并伸髋

治疗股直肌的其他肌肉能量技术治疗方法

有些患者可能会发现，之前的股直肌肌肉能量技术会挤压他们的下背部。另一种可能更有效地适用于股直肌的肌肉能量技术方法基于改良的托马斯试验的姿势。

患者采用先前描述的经改良的托马斯试验的姿势。治疗师控制患者右侧大腿的位置，并缓慢地使患者的右膝向髋部屈曲。从这个姿势开始将会很快地到达一个约束力点，因此，在第一次应用这个技术时，要格外小心。

在约束力点的位置，患者被要求伸膝以对抗治疗师施加的阻力（图 8.23）。10 秒的收缩后，在放松阶段，治疗师促使患者进一步屈膝（图 8.24）。这是一种很有效的延展紧张的股直肌的方法。

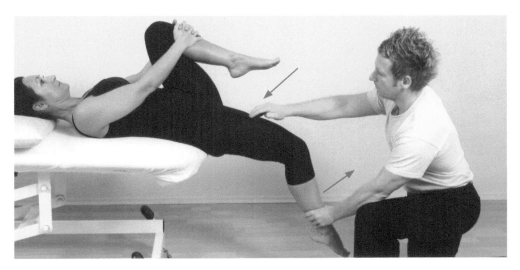

图 8.23 治疗师触诊股直肌，患者膝伸展

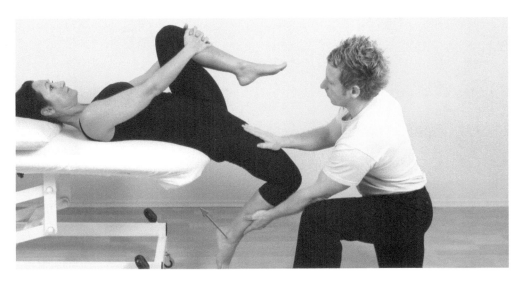

图 8.24 治疗师促进患者屈膝以延展股直肌

提示： 股直肌的双侧过度紧张将导致骨盆前倾，造成因第五腰椎关节突关节在脊柱前凸下引起的下背痛。

髋内收肌解剖学

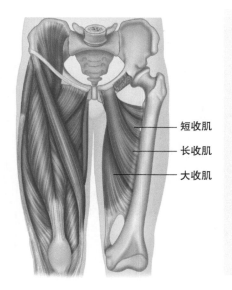

短收肌
长收肌
大收肌

起始位
耻骨前侧（分支）。大收肌也起始于坐骨结节。

附着位
从髋部到膝部的股骨内侧。

运动
髋内收和髋内旋。

支配神经
大收肌：闭孔神经（L2 ~ L4）；坐骨神经（L4、L5、S1）。
短收肌：闭孔神经（L2 ~ L4）。
长收肌：闭孔神经（L2 ~ L4）。

图 8.25 内收肌的起始位、附着位、运动和神经支配

对髋内收肌的评估

髋外展试验

为测试左侧髋内收肌，患者在治疗床上采取仰卧位。治疗师握住患者的左腿，使患者进行髋外展动作，同时用右手触诊患者内收肌（图 8.26）。当感到约束力点时，就记下这个位置；被动髋外展的正常活动范围为 45 度。如果小于这个范围，就表明左侧髋内收肌紧张。

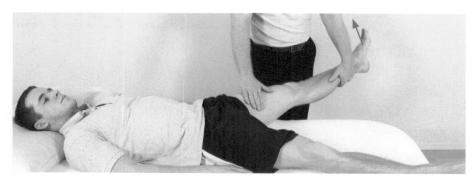

图 8.26 治疗师使患者髋外展并触诊患者髋内收肌

然而，这条规则有一个例外。如果活动范围小于 45 度，可能是内侧腘绳肌限制了外展的活动。为了区分髋内收肌和内侧腘绳肌，可以将膝屈曲到 90 度（图 8.27），如果髋外展活动范围增加，那么表明紧张的是内侧腘绳肌。

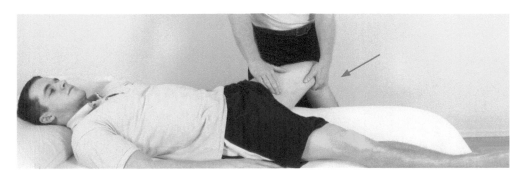

图 8.27　膝屈曲以筛查髋内收肌的紧张度

综上所述，为了确定腘绳肌是否为导致活动限制的因素，治疗师使患者进行被动的膝屈曲，然后使患者被动髋外展，如图 8.27 所示。如果活动范围能增加，那么表明腘绳肌是造成活动受限的组织，而不是髋内收肌。

注意：此处的髋内收肌是指附着于股骨的所有内收肌，而不包括股薄肌。

髋内收肌的肌肉能量技术治疗

延展髋内收肌（股薄肌除外）最有效的方法之一是以如图 8.28 所示的姿势应用肌肉能量技术进行治疗。患者采用仰卧位，双膝屈曲，足跟贴近；髋缓慢而被动地在治疗师的控制下进行外展，直到感觉到髋内收肌的约束力。

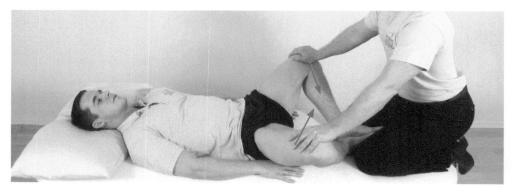

图 8.28　患者对抗治疗师施加的阻力进行双腿的内收动作

从存在约束力的位置，患者被要求进行髋内收以对抗治疗师施加的阻力，以收缩髋内收肌（图 8.28）。10 秒的收缩后，在放松阶段，治疗师促进患者进行进一步的髋外展（图 8.29）。

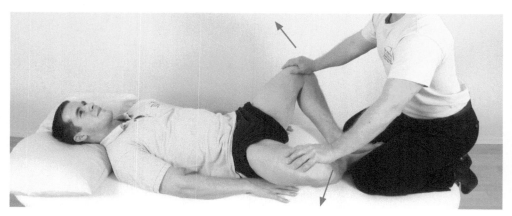

图 8.29　治疗师延展患者髋内收肌

提示：髋内收肌的过度活跃会导致髋外展肌的力弱和抑制，尤其是臀中肌。这可能导致特伦佰氏步态，正如第 6 章阐释的那样。

臀大肌和臀中肌引发的膝与足踝痛

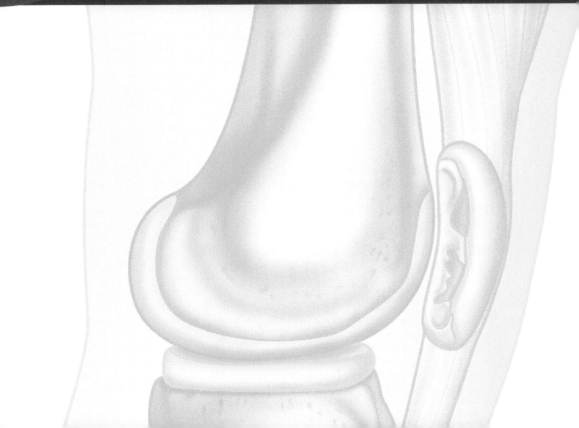

现在回顾一下有关步态周期的内容，因为这是我们在确认患者所呈现出的膝或足踝疼痛是否是由臀大肌力弱或错误的激活顺序而引起时需要关注的领域。

膝部解剖学

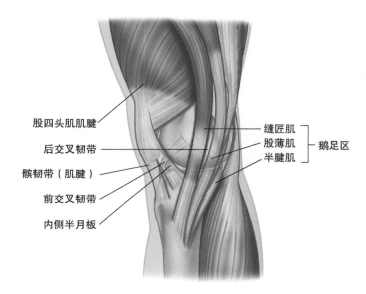

股四头肌肌腱

后交叉韧带

髌韧带（肌腱）

前交叉韧带

内侧半月板

缝匠肌

股薄肌 ⎫ 鹅足区

半腱肌

图 9.1　膝和相关的软组织结构

常见的膝损伤

生活中存在多种影响膝的症状和损伤。常见的是髌股疼痛综合征（PFPS），它会导致膝前侧疼痛。有些患者可能有膝内部结构的问题，如有助于稳定膝的半月板存在问题。足球运动员和滑雪者常常受到内侧副韧带损伤的困扰。还有一种在跑步爱好者中常见的被称作"跑者膝"的膝外侧疼痛，不过，我们使用医学名称——髂胫束摩擦综合征——来描述引起疼痛的组织。

显然，并不是所有的上述症状和损伤都是由臀大肌的问题引起的。然而，既然这本书是致力于对臀肌的重视，我想问你的问题是：那些与膝有关的损伤会与臀大肌直接或更可能以间接的方式相关联吗？如果你的回答是肯定的，那么我给你的下一个问题是：臀大肌是怎么引起患者的疼痛的呢？在你进一步阅读之前，先思考一下这两个问题。

我在教授物理治疗课程讲到有关膝的损伤时，我通常对我的学生或同事说，有患者主诉疼痛时，必须理解疼痛是一个纯粹的症状还是引起疼痛的实际的原因。在身体的所有关节中，我认为膝是运动链中的薄弱环节，但我需要重申的是，膝往往不是患者疼痛的潜在原因。

我经常在课堂上对我的学生说，显而易见的是，唯一感兴趣或专注于疼痛部位的人是患者。我并不是说作为一个治疗师对患者的疼痛不感兴趣，因为这显然是一个重要的信息。然而，除了与病史采集的相关性之外，疼痛仅仅是潜在功能障碍所表现出的症状，而且往往是相对于真正问题的次要症状。作为一个治疗师，你很容易沉迷于疼痛的部位，而不是试图去确定潜在的原因。本能会促使你只治疗疼痛的区域，你的患者也会期待如此。然而，如果每次见到你的患者，只关注和治疗患者疼痛的部位，那么我可以保证他们的症状大多数不会好转。

你需要像一个侦探一样，试图找出功能障碍的位置和可能导致他们疼痛的薄弱环节。就像艾达·罗尔夫（Ida Rolf）博士，他发明了罗尔夫氏软组织治疗法，并教授给了治疗师汤姆·迈尔斯（Tom Myers），他说，"你所认为疼痛的位置不是导致问题的位置"。我完全理解这句话，我希望当我授课时，我说的这个要点能够被清楚地表达。

在接下来讨论臀大肌的力弱如何作为潜在的原因来引起膝疼痛症状的话题中，我将尽我最大的努力在讨论臀大肌力弱如何及为什么会导致膝疼痛这个问题上避免过度复杂化。我希望我的讲解能被所有的物理治疗师理解，并帮助他们在对患者进行治疗的过程中获得成功。

臀中肌和臀大肌引起的髂胫束摩擦综合征

阔筋膜张肌附着在髂骨前侧，并与髂胫束连接，髂胫束这是一个跨过髋关节位置的比较厚的结缔组织（筋膜）。髂胫束向远端并向下延伸至大腿外侧，附着在胫骨外侧髁。它也有部分附着在髌外侧支持带与股二头肌肌腱上。稍后你会看到，髂胫束对髌股关节的运动轨迹机制有直接的影响。

什么是髂胫束摩擦综合征

髂胫束摩擦综合征（ITBFS）是在运动者中普遍存在的膝损伤类型（图9.2），尤其是那些喜欢跑步或骑自行车的运动者。最常见的症状是由髂胫束的远端横穿过股骨外上髁所引起炎症时的膝外侧疼痛。在一些运动员中，膝反复的屈曲和伸展会导致远端髂胫束变得疼痛并存在炎症，并引起一种弥散性的膝外侧疼痛。髂胫束摩擦综合征经常会导致运动中止。虽然髂胫束摩擦综合征在临床上很容易被诊断出来，但治疗起来却极具挑战性。

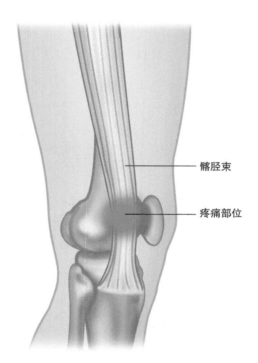

图9.2　髂胫束摩擦综合征

当患者患有髂胫束摩擦综合征时，疼痛通常发生在膝外侧的股骨外上髁。大多数的髂胫束疼痛往往只局限于参与跑步的患者，且相对较少地在自行车运动员中出现，因此就有了通常与这种症状相关联的名字——跑者膝。患者通常主诉在跑一段距离后，一般在2～4千米之间会出现膝外侧疼痛。

已知支撑期占步行或跑步过程周期的60%～70%，且为单腿支撑（另外还有30%～40%的摆动期）。回想前面几章对侧向吊索的讨论，我们知道，支撑阶段发力肌肉包含了髋外展肌、同侧腿上的髋内收肌以及对侧腿的腰方肌。让我们想象一下，髋内收肌是紧张的，因此处在一个短缩的位置，结果，拮抗肌群（髋外展肌——特别是臀大肌）通过交互抑制而被延展，随后力弱。在这种情况下，其他的部分就需要在支撑期来辅助较弱的髋外展肌，这就是阔筋膜张肌介入的地方。尽管它不想扮演这个角色，但是阔筋膜张肌却没有选择——正如我不断提到的，身体非常擅长代偿。一旦阔筋膜张肌适应了它的新角色，髂胫束将会出现张力增加，可能会引起膝外侧即股骨外上髁部位发生摩擦。

让我们从另一个角度来看。我们知道，连接到髂胫束的肌肉（阔筋膜张肌）的功能是使腿部外展。与股骨连接的臀中肌也是一个外展肌，如果这块肌肉力弱，髂胫束将协助外展，从而导致过度工作。然而，髂胫束的解剖位置并没有提供一个较好的力学优势，事实上，它在髋部和腿部外展活动中是一个不佳的角色。因此，当臀中肌较弱时，阔筋膜张肌必须更强烈地收缩，并且持续时间较长，从而给髂胫束造成额外的压力。

我们知道，臀大肌和阔筋膜张肌都与髂胫束连接，并在步态周期的支撑期负责稳定下肢。当臀大肌被抑制时，阔筋膜张肌将不受抑制，这将在股骨外上髁上又产生一个对髂胫束向前的拉力，这也会导致摩擦综合征。

臀部外展肌，尤其是臀大肌，在单腿支撑时，必须支撑 2.5 倍的身体重量，在跑步时显然更多。臀肌的抑制与踝关节的不稳定相关（Beckman and Buchanan，1995），臀肌的抑制可以使阔筋膜张肌在下肢的额状面所需要的稳定中产生优势表现。如上所述，这可能导致摩擦综合征。

Fredericson 等人（2000）的一项研究证实了臀中肌力弱是髂胫束摩擦综合征的一个影响因素，并证实力量强化训练是一种有效的治疗方法。这些研究者在一组已受伤的男性和女性受试者中测量了臀部外展肌的力量，并与未受伤的一侧进行对比，臀中肌的力量受伤侧比未受伤侧平均低 2%。经过 6 周的训练，女性的髋外展肌力矩平均提高 34.9%，男性提高 51.4%；在 24 名受伤的运动员中，有22 人能够恢复到无痛跑步的状态。最重要的是，在 6 个月的跟进调查中，受试者没有出现损伤复发的情况。

臀中肌引起的髌股疼痛综合征

什么是髌股疼痛综合征

髌股疼痛综合征（PFPS）有许多名称，如髌骨软化症、膝前痛、髌骨轨迹不良综合征和髌后疼痛等。简单地说，是髌股关节造成了患者的疼痛。问题在于位于股骨滑车沟内的关节软骨，或者位于髌骨下方的关节软骨（或两者同时存在）（图9.3）。

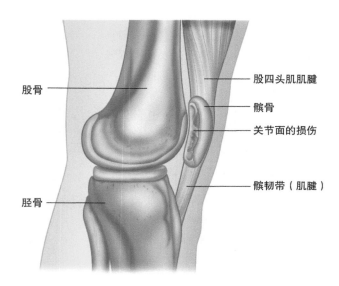

股骨

股四头肌肌腱

髌骨

关节面的损伤

髌韧带（肌腱）

胫骨

图9.3　髌股疼痛综合征

如果想要知道这种类型的疼痛是如何发生的，那么了解膝和髌骨的相关结构是有必要的。髌骨是一块三角形的骨头，位于股骨远端部的凹槽——股骨滑车沟。股四头肌肌腱连接髌骨上端，髌骨通过髌韧带连接到胫骨粗隆。在膝周围的纤维组织的每一侧都有一种软组织附着，称为支持带。内侧的支持带与股内侧肌的纤维存在连接。当膝屈曲和伸展时，髌骨在股骨滑车沟内移动。这种凹槽内髌骨不正确的移动轨迹，会引起髌骨与凹槽两侧的摩擦，最终导致疼痛和炎症。在大多数这种类型的膝疼痛的情况下，髌骨通常会向膝外侧方向运动。由于过度的侧向运动，压力也可以被转移到膝内侧的纤维组织中，这也可能是炎症和疼痛的原因。简单地说，任何改变髌骨在股骨滑车沟内移动方式的因素都可以导致髌股疼痛综合征。

在关于膝外侧疼痛的讨论中，我提到了髂胫束附着在髌韧带的外侧。因此，髂胫束的任何张力的增加都会影响到髌外侧支持带，这将引起髌骨位置的侧向滑移，并导致一种髌骨轨迹不良的综合征。有一块肌肉有点特殊——股内侧肌，它特殊的原因是，当关节疼痛和肿胀时，这种肌肉会很快被抑制。Chris Norris 博士（2011）在他的书中提到运动损伤时说，只需要少量的液体——10 毫升——就会引起对股内侧肌的抑制，而大约需要 60 毫升才会引起对股直肌的抑制。我们也知道，股内侧肌的康复比想象的要困难得多，正如我已经说过的，这种肌肉在疼痛和肿胀的情况下几乎不能被激活。在这两个因素被消除之前，患者将会经历持续的膝疼痛。

臀中肌引起的内侧副韧带疼痛和半月板疼痛

关于臀中肌引起膝内侧或外侧疼痛的问题，还有其他因素需要考虑：膝向内侧偏移，这是胫股关节的外翻位；不常见的膝向外侧偏移，这是胫股关节的内翻位。当一个患者或运动员向他们的物理治疗师咨询有关膝疼痛的问题时，他们可能会被告知，他们的膝疼痛的原因之一是臀大肌或臀中肌的力弱。臀部力弱导致他们的膝疼痛的这个观念理解起来是不合逻辑的吗？在步态周期中，臀中肌后部纤维辅助臀大肌控制臀部相对于膝和足在步态周期中的对齐位置。如果由于某些原因，臀中肌的后部纤维变弱，在步行或跑步时，膝会向内侧移动。

什么肌肉对臀中肌有拮抗作用？答案是髋内收肌，如果有一个潜在的因素导致髋内收肌变得紧张和缩短，它也可能反过来成为臀中肌后部纤维力弱的一个原因。如果髋内收肌短缩，它们通常会处于高张力状态。在这种情况下，当我们在步态周期中足跟触地时，侧向吊索中的主要稳定肌应该是臀中肌，因为这也保持了骨盆的对齐位置。

如果髋内收肌从闭孔神经得到更多的神经刺激信号（髋内收肌成为主要的稳定肌而不是臀中肌），这个代偿模式将会自然地使髋关节增加内侧旋转、内收和屈曲。结果，由于髋内收肌的高张力和臀中肌力弱引起的股骨内旋增加，膝向内偏移（胫股关节外翻位）。随着这种代偿模式的继续，生物力学的改变会引导内侧副韧带和内侧半月板的连接部分出现载荷增加（图 9.4）。此外，由于膝外翻的增加所引起的压缩力，外侧半月板也会受到影响。

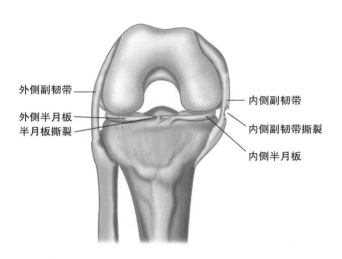

外侧副韧带

外侧半月板
半月板撕裂

内侧副韧带

内侧副韧带撕裂

内侧半月板

图 9.4　膝关节半月板和内侧副韧带损伤

　　在运动损伤诊疗中很少见到膝向外侧偏移。关于这种情况的文献资料有限，许多物理治疗师可能没有意识到它。如果单腿下蹲时患者臀中肌或臀大肌力弱，那么可以观察到膝向外侧偏移。它也可以发生在有骨盆前倾和躯干前倾的运动员的跑姿中。在足跟触地时，膝被迫向外侧偏移，这样臀中肌就可以减低其承受的载荷，而足 / 踝关节则被迫处于进一步旋外的姿势。膝的过度向外侧偏移会加重内侧半月板的压力，也可以使髂胫束和腘绳肌过载。

　　紧张的肌肉会把关节拉到一个会存在功能紊乱的姿势，而肌肉力弱会促使其成为可能。

臀中肌和臀大肌与踝关节扭伤的关系

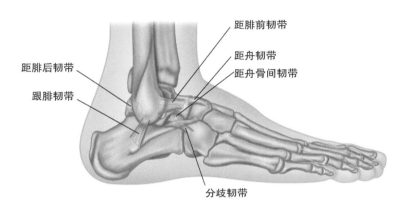

图 9.5　踝关节，显示足踝外侧韧带

在运动和日常生活中，踝关节是最常受伤的关节。踝关节扭伤是最常见的运动损伤，其中 70% ~ 85% 是内翻型扭伤。据报道，有 10% ~ 30% 的急性内翻型扭伤患者出现了慢性踝关节力学不稳和功能缺陷，约 80% 的踝关节扭伤再次复发。根据英国国家卫生署的数据，每年有 100 万 ~ 150 万人因踝关节扭伤到急诊部就诊；据估计，美国每天约有 2.7 万人扭伤足踝。

持续不断的踝关节扭伤会随着时间的推移导致慢性踝关节不稳定，从而导致动力链的功能紊乱。因为本体感受的器官功能降低，这些异常将会对整个身体的内稳态产生连锁反应，而稳定性的代偿机制将被修改。

踝关节是一种非常复杂的关节，包括距骨、胫骨和腓骨。踝关节的侧副韧带最易受伤，据估计在足跟触地时，多达体重 5 倍的重量加载在这个关节上。距腓前韧带（ATFL）通常是最常见的损伤部位，其次是跟腓韧带（CFL）。

Friel 等人在 2006 年进行了一项关于踝关节扭伤后其同侧髋关节外展肌力弱的相关研究，他们的结果显示，髋关节外展和足跖屈在患侧明显较弱。他们得出结论，单侧踝关节扭伤导致髋关节外展肌力弱（臀中肌），并建议制定踝关节扭伤的康复治疗方案时需强化髋外展肌。

Bullock-Saxton 等人在 1994 年研究了早期踝关节扭伤与躯干后侧以及髋伸展肌激活模式和时间顺序的联系。他们发现存在踝关节扭伤史的患者在臀大肌的活动（延迟激活）中与对照组相比，存在显著性差异。

2010 年，Leavey 等人报告了平衡、肌力以及二者结合在动态姿势控制中的效果比较研究。他们建议使用两种策略来维持动态姿势控制，特别是髋运动策略和足踝运动策略。对于足踝运动策略，他们建议使用腓骨肌来保持平衡，而对于髋运动策略，建议使用臀中肌来纠正平衡和姿势。他们提到，在踝关节外侧扭伤后，一个人在试图增加动态姿势控制时，通常不会去选择增强臀中肌。在大多数足踝扭伤的康复治疗方案中，治疗师通常会鼓励患者进行踝关节周围肌力训练和本体感觉训练，因为这些训练是用来恢复可能已经丧失的平衡控制能力的。也有人认为，臀中肌力弱可能会使有缺陷的动态姿势控制进一步恶化，导致整个下肢的生物力学改变，这反过来可能导致错误的动作，使该个体更容易出现足踝方面的损伤。

Schmitz 等人在 2002 年通过肌电图研究表明，健康受试者和存在踝功能性不稳的受试者的臀中肌激活程度在突然的踝关节内翻时均会出现显著增加。

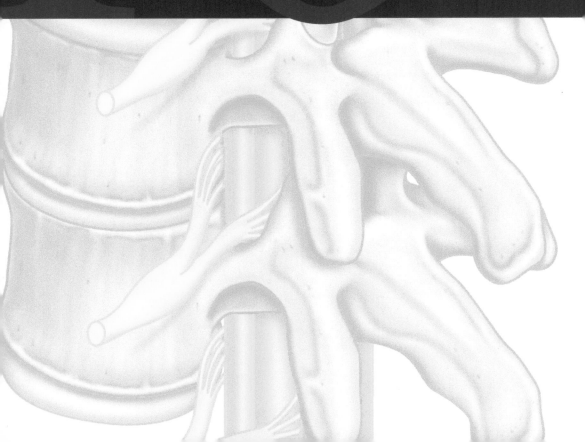

臀大肌和臀中肌
引发的腰椎疼痛

10

腰椎解剖学

在每两块椎骨之间，有一个称为椎间盘的结构。人的脊柱总共有 23 个这样的结构。

椎间盘由三个部分组成：一种叫作纤维环的硬壳样的纤维软骨；一种被称为髓核的内部凝胶状物质；一种连接在椎体上的被称为软骨终板的附着体。随着年龄的增长，椎间盘的中心开始失去水分，这一过程自然会使椎间盘的弹性减弱，其缓冲或减震的效果也会降低。

神经根通过椎体和椎间盘之间的小通道从椎管中通行，这样的通道被称为椎间孔。当受损的椎间盘向椎管或神经根方向挤压移动时，疼痛和其他症状就会出现。这种情况通常被称为椎间盘突出。

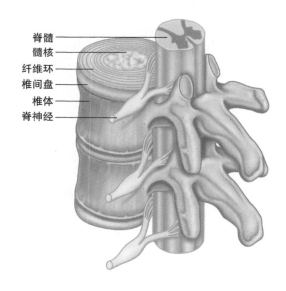

脊髓
髓核
纤维环
椎间盘
椎体
脊神经

图 10.1　腰椎和椎间盘的解剖学结构

椎间盘突出

椎间盘突出这一术语是由椎间盘髓核的胶质成分被挤出椎间盘中心而得。澄清一下，椎间盘本身不会滑动，然而，位于椎间盘中央的髓核组织所处的压力过大可导致纤维环突出，甚至破裂。椎间盘突出较严重的情况可能会导致膨出的组织压迫一个或更多的脊髓神经，这可能导致局部疼痛、麻木，或者腰部、腿部甚至足踝的无力。大约 85% 的椎间盘突出会发生在 L4-L5 节段或 L5-S1 节段。L4、L5 或 S1 神经根可能会由于椎间盘的压迫引起在经行路径上的疼痛。

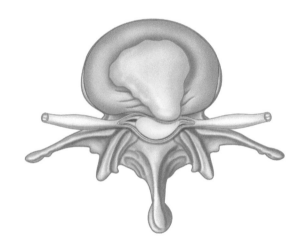

图 10.2　椎间盘突出

椎间盘退行性疾病

椎间盘退行性疾病（DDD）往往与衰老进程相关，它指的是椎间盘疼痛会引起相关的慢性背部疼痛并放射到髋部的综合征。这种疾病通常发生于下背部和相关的结构，如椎间盘的某种形式的损伤。持续的损伤会引起炎症过程和随后的椎间盘靠外层物质（纤维环）的薄弱，这将对内部髓核产生明显的影响。上述的反应机制会造成部分结构活动过度，因为椎间盘不能有效地控制位于椎间盘上方和下方的椎体的运动。这种过度的运动，再加上自然的炎症反应会产生化学物质从而刺激局部区域，这通常会引起慢性下背痛的症状。

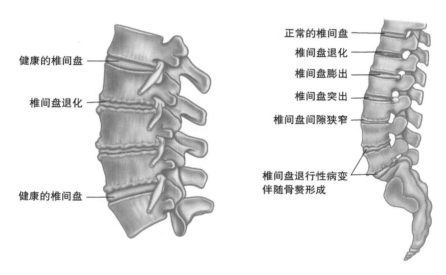

健康的椎间盘

椎间盘退化

健康的椎间盘

正常的椎间盘

椎间盘退化

椎间盘膨出

椎间盘突出

椎间盘间隙狭窄

椎间盘退行性病变伴随骨赘形成

图 10.3　椎间盘退行性疾病

椎间盘退行性疾病已被证明会导致纤维环（由纤维软骨组成）中软骨细胞（形成软骨基质的细胞，主要由胶原蛋白组成）数量的增加。长时间后内部凝胶状的髓核可以被纤维软骨所替代。有研究表证明，外环会在那些允许部分髓核物质脱出的部位受损，导致椎间盘减小，最终导致骨赘（骨刺）的形成。

不同于背部的肌肉，腰椎的椎间盘没有自身的血液供应，因此无法自我修复，因此，椎间盘退行性疾病的疼痛症状被视为慢性疾病，最终导致进一步的问题，如椎间盘突出、关节突关节疼痛、神经根受压、腰椎峡部裂和椎管狭窄。

关节突关节综合征 / 疾病

脊柱的关节突位于椎体后部，其作用是协助脊柱进行屈曲、伸展、侧屈、旋转等动作。根据不同的位置和方向，关节突关节会允许某些类型的运动，但会限制其他的运动。例如，腰椎的旋转是受限的，但是允许较大范围的屈曲和伸展。胸椎有十二个椎体，其旋转和屈曲是被允许的，然而，伸展则受关节突关节（同时也受肋骨）的限制。

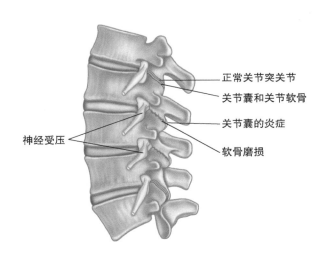

正常关节突关节

关节囊和关节软骨

关节囊的炎症

神经受压

软骨磨损

图 10.4　椎关节突关节综合征

每个椎体有两个关节突关节：上关节面朝上，下关节面位于下方。例如，L4下关节面与 L5 上关节面相连接。

与身体其他所有滑膜关节一样，每个关节突关节都被一个结缔组织包围，并产生滑液来给关节提供营养与润滑作用。该关节表面覆盖有软骨，这有助于关节流畅地移动。关节突关节周围存在很多痛觉感受器，使该部位容易被激惹并产生背部痛觉。

关节突关节有相对滑动的倾向，因此它们随脊柱在不断地运动，就像所有类型的承重关节一样，它们会慢慢磨损，随着时间的推移开始退化。当关节突关节受到激惹时（软骨甚至会撕裂），这将导致关节突关节下面的骨关节发生反应而产生骨赘，导致关节突关节增厚，这是关节突关节综合征 / 疾病的前照。这种类型的综合征或疾病的发生过程在表现为慢性背部疼痛的患者中很常见。

背部疼痛以及它与臀肌的关系

为什么臀肌无力会导致腰椎段疼痛？

回忆一下，臀中肌在步态周期中所扮演角色，在第 3 章讨论过，臀中肌的力弱会导致特伦佰氏步态模式或代偿性特伦佰氏步态模式。思考一下，这个力弱可能会造成的后果！当你左腿落地支撑地面时，侧向吊索必须发挥作用：当你试图稳定左腿时，左侧的臀中肌是控制右侧骨盆高度的主要肌肉。如果左边的臀中肌无力，那么当左腿落地支撑体重时，骨盆会侧倾（向右）。这种侧倾动作会导致腰椎侧屈（向左侧）并引起左侧的关节突关节之间的挤压以及椎间盘和神经根之间的挤压，从而导致疼痛。向左侧的侧屈也会导致脊柱右侧的髂腰韧带及其他结构，如关节突关节的关节囊，被迫处于伸展位，这也可能是疼痛的来源。

如果左侧的臀中肌无力，那么右侧的腰方肌将代偿并努力运作，试图承担力弱肌肉所应该扮演的角色。随着时间的推移，这种增长的代偿模式将导致腰方肌产生适应性的短缩，从而引起扳机点的形成以及随后疼痛的产生。

考虑以下场景：患者主诉其走 / 跑一段时间后，右侧的腰方肌会出现疼痛。物理治疗师触诊腰方肌，说它是"紧张的"，并因此开始放松腰方肌可能形成的扳机点。例如，肌肉能量技术这种收缩 / 放松的技术可能会被用来促进腰方肌肌肉长度的正常化。随后，患者和治疗师可能对治疗都非常满意。然而，当患者走回他们的车时，腰方肌的疼痛又出现了——为什么？因为左侧臀中肌的力弱迫使右侧的腰方肌的工作强度比它原来所计划的要高很多，然而治疗师只处理了患者所表现出来的右侧腰方肌的症状！

现在继续讨论步态循环，在步态的支撑中期，腘绳肌的张力因骨盆的自然前旋和骶结节韧带的逐渐松弛而减少，而臀大肌应该起到伸展的作用。然而，如果臀大肌无力或存在错误的激活顺序，那么身体需要其他部分来承担这个角色。由于臀大肌部分附着在骶结节韧带上，因此臀大肌的替代角色也需要附着在这个韧带上，因为该韧带是力封闭机制的一部分。

臀大肌力弱或存在错误的激活顺序可能导致几种代偿性模式。首先，让我们来看看这个案例，患者可能是通过髂腰肌、股直肌和髋内收肌作为拮抗肌，它们的紧张以及交互抑制的效应会导致臀大肌出现力弱的现象。身体前侧肌肉所出现的这种软组织紧张将限制步态周期中髋关节的伸展活动范围。作为代偿，髋骨将被迫更多地进行前旋，而对侧的髋骨将被迫地进一步出现后旋动作。

腘绳肌，特别是股二头肌，将成为代偿模式的一部分，它在辅助增加髋骨前旋后，将使臀大肌进一步被抑制而变得力弱。Sahrman 在 2002 年提出，如果腘绳肌因抑制臀大肌而变成伸展动作的主要支配肌肉，那么在患者俯卧位进行下肢伸展时，还可以在背侧触诊到大转子的骨性凸起。

现在变得有点复杂，因为髋骨的旋转增加，所以骶骨也必须增加其相对于正常状态下更多的旋转和侧屈。骶骨现在必须通过增加一个方向上的扭矩而进行代偿（朝一个方向旋转并向对侧侧屈，如左旋合并右侧屈），要么左 - 合并 - 左骶骨扭转（沿左斜轴进行旋转），如图 10.5（a）所示，要么右 - 合并 - 右骶骨扭转（沿右斜轴进行旋转）如图 10.5（b）所示。

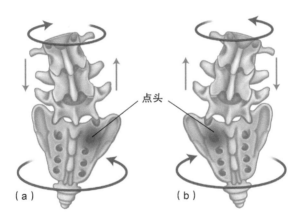

点头

图 10.5　骶骨扭转：（a）左 - 合并 - 左；（b）右 - 合并 - 右

在步态周期中，骶骨和腰椎进行自然的旋转。然而，由于髋骨的旋转增加，骶骨和腰椎没有选择只能进行代偿工作。在腰椎和骶骨之间（L5 和 S1）有一个椎间盘，想象一下这个椎间盘在两个椎体之间被扭转。这个动作会对椎间盘产生负面影响——就像从海绵中把水往外拧一样，椎间盘本身并不喜欢这种被额外添加的运动。

胸腰筋膜和与臀大肌的关系

胸腰筋膜（TLF）是一种厚且结实的结缔组织，连接并包裹躯干、髋部和肩部的肌肉。臀大肌的正常功能是在筋膜上施加一个拉动的动作，从而使胸腰筋膜的下端一侧组织张力提升，如图 10.6 所示。从图中可以看出，通过胸腰筋膜的后部，臀大肌与对侧背阔肌连接起来。

这两种肌肉在步态周期（通过后斜吊索）中产生反向作用力（即对侧），然后通过胸腰筋膜引起张力增加。这个功能对于躯干的旋转以及下腰椎和骶髂关节的力封闭机制的稳定性而言是非常重要的。

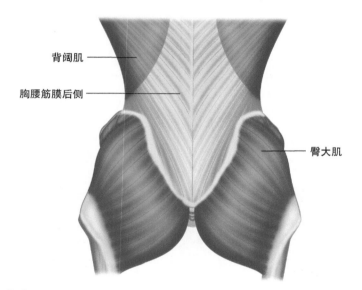

背阔肌

胸腰筋膜后侧

臀大肌

图 10.6　胸腰筋膜与臀大肌的连接

负责腰椎稳定性的深层肌肉也会进行同步收缩——如腹横肌和多裂肌。当你移动肢体时，这些肌肉会同步收缩，这些已经在第 2 章中讨论过。据我所知，当前还没有出版关于由臀大肌触发腹横肌和多裂肌活动的研究。然而，我个人认为腹横肌肯定会对臀大肌的收缩做出反应，我怀疑多裂肌亦是如此，因为它们都与骨盆的骶结节韧带有关联（直接或间接），这有助于骶髂关节形成力封闭的机制。

希望在阅读完这一章后，你可以了解到，如果臀大肌力弱或存在错误的激活顺序，胸腰筋膜制造张力的功能就会被削弱，这将很自然地导致对侧背阔肌以及同侧多裂肌的过度激活，并很可能激活一些其他的代偿机制。

由抑制导致臀肌力弱的鉴别诊断

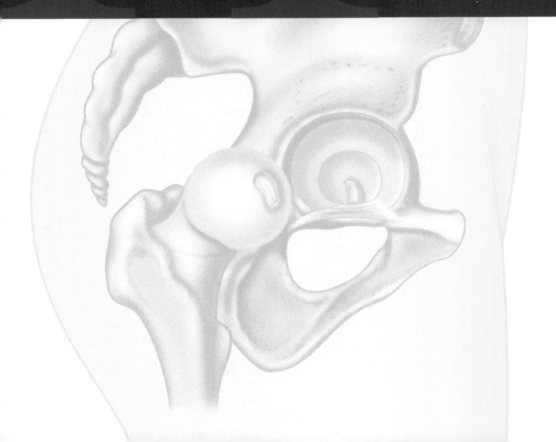

当患者表现出疼痛时，治疗师的工作职责是确定疼痛是实际的原因还是一种症状表现。治疗师还必须确定疼痛是肌肉骨骼的原因而不是其他疾病的病理发展的结果。

在进行了全面的问诊和身体检查之后，治疗师可能会确定臀大肌（或臀中肌）表现力弱或激活顺序错误。治疗师可能会得出这样的结论：这种力弱是导致患者疼痛的主要原因。

经研究我们已得知，髂腰肌、股直肌和髋内收肌的相对短缩可以导致臀大肌明显的抑制，从而使其力弱或激活顺序错误。由于它们的解剖位置，这三块肌肉对臀大肌和臀中肌都有拮抗作用，因此它们的任何短缩都会导致臀大肌在神经控制上受到抑制而力弱。

如果治疗师确定患者表现疼痛是由于力弱或激活顺序错误引起的，应立即开始进行时间不少于两周的增强髂腰肌、股直肌和髋内收肌延展性的治疗，看看患者症状是否缓解或停止。

然而，很多时候，当患者出现疼痛时，怀疑是由于短缩的拮抗肌的抑制而导致力弱的，即使患者按照先前提到的肌肉牵伸计划进行治疗，最终症状也没有减轻。有人可能会问，这是为什么呢？哦，也许是神经系统所引起的力弱，但是与我在这本书中提出的思路完全不同。

统计数据显示，五分之四的患者会在生活的某个时刻出现下背痛。根据身体检查或者是 MRI（磁共振成像）扫描的结果，这些患者中有些人会被告知，椎间盘源性的疼痛导致了他们的症状。不管怎样，简单的事实表象为：椎间盘是他们感知到疼痛的原因。但必须小心：这个问题通常与椎间盘内的物质有关，例如髓核由于某些原因在纤维环部分进行了迁移，现在触碰到了疼痛敏感的结构（如后纵韧带），或者更重要的是触碰到了外周神经根的传出神经部分。

对神经系统的深入研究不在本书的范围之内，因为我想让讨论简单一点。然而，我想要解释一些东西，这可能会帮助你理解这个复杂而迷人的系统。

我在第 5 章已经提到过，当患者和运动员出现臀大肌或臀中肌力弱或激活顺序错误时，肌肉想要收缩就必须由神经来支配才得以执行！哪根神经？我听到你问了。好吧，臀大肌是由第 5 腰椎和第 1 骶神经根（L5、S1）的臀下神经支配的，在第五腰椎节段和第一骶骨段之间。通常被称为 L5/S1 的椎间盘，是一个重要的区域，因为该椎间盘损伤会影响臀大肌。通常情况下，如果在特定的脊椎区域存在某种椎间盘突出，突出的椎间盘内物质可以与 L5 神经根的传出部分或更常见的与下行方向的 S1 神经根发生接触。当一个外周神经根以这种方式被一个突出的椎间盘接触时，神经通路负责感受的部分就会被影响，这通常会导致身体特定区域（这一区域被称为皮节，见图 11.1）出现牵涉痛。椎间盘突出也会对运动控制神经元以及感觉神经元产生干扰，这将影响到包括臀大肌等肌肉的收缩能力。这些肌肉共同被某根神经支配，统称为肌节。

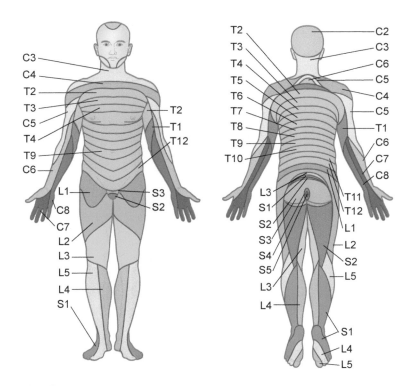

图 11.1 身体皮节图

通过臀大肌的对抗测试（图 11.2）、腓肠肌和腓骨肌（图 11.3）的肌肉收缩可以测试 S1 肌节。然而，必须小心，因为如果只对臀大肌的收缩力量进行测试，并不在另外两块肌肉（腓肠肌和腓骨肌）进行相同的测试，那么可能会得出臀大肌力弱可能是由于拮抗肌紧张而引起的抑制的结论。然而，我必须重申，不是这样的，上述现象可能是椎间盘突出而引起 S1 神经根的功能障碍所致。

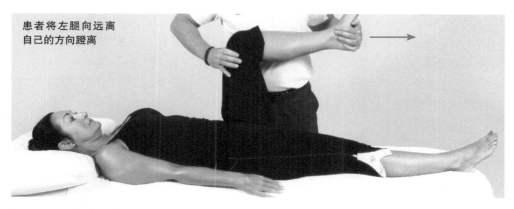

患者将左腿向远离
自己的方向蹬离

图 11.2 患者收缩臀大肌（S1 肌节）

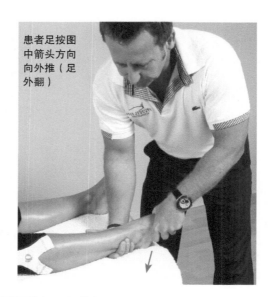

患者足按图
中箭头方向
向外推（足
外翻）

图 11.3 患者收缩腓侧肌群（S1 肌节）

　　然而，它并不那么简单，即使我想说它是。我想说的是，当一个患者患有椎间盘突出且正压迫某外周神经根时，通常有一个来自腰椎的牵涉模式的疼痛，它可以向下至腿部表现出症状，甚至最终到足部（坐骨神经痛）。如果治疗师确实怀疑神经根疼痛来自于较低部位的椎间盘部分（L5/S1），那么治疗师就必须在治疗上谨慎一些，因为患者通常会有极大的疼痛，这可能是臀大肌力弱的原因。

注意： 如果患者有椎间盘突出触及了 S1 神经根的运动控制神经元，他们的踝关节可能无法跖屈（提踵动作），因为该神经支配小腿三头肌的收缩（腓肠肌和比目鱼肌）。

另一个区分 S1 神经根受压引起臀大肌力弱和抑制的神经系统试验是使用反射锤来进行的：轻敲足背屈位时的跟腱部分，看看是否有 S1 神经根的正常反射性反应（图 11.4）。

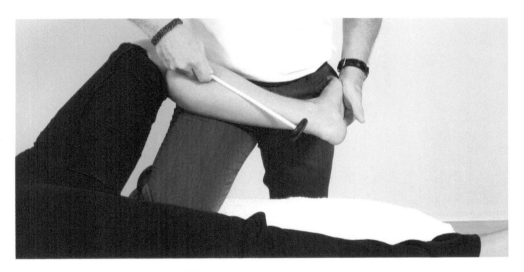

图 11.4　使用反射锤测试跟腱反射

至于臀中肌，负责该肌肉收缩的神经是臀上神经，它起始于 L4/L5 这一段。因此，我们可以假设，在这个位置所确认出现的椎间盘突出可能是导致臀中肌力弱并伴有特伦佰氏步态的原因，而并不是髋内收肌的短缩作为拮抗肌引起了抑制。

注意： 如果患者的椎间盘突出在 L4/L5 这一段，他们的足背屈可能会出现力弱（图 11.5），因为这一节段的神经控制了胫骨前肌和趾长伸肌的收缩。

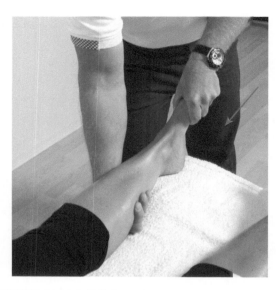

图 11.5　患者收缩足背屈肌（L4/L5 肌节）

　　为区分 L4 神经根受压引起的臀中肌力弱和抑制，可以再次使用反射锤进行神经测试：轻敲处于膝屈曲位时的髌腱部分，看看是否有 L4 神经根的正常反射性反应（图 11.6）。

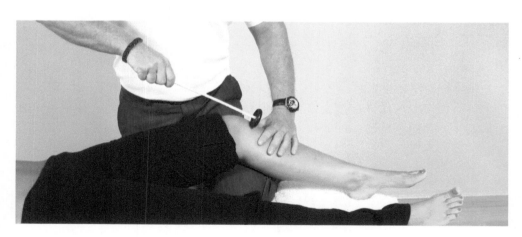

图 11.6　用反射锤测试膝反射

髋关节滑囊炎和髂股韧带

另一个引起臀大肌力弱抑制可能的原因是关节囊的紧张，这将导致髂腰肌反射性痉挛，从而抑制臀大肌。当今社会生活中人体长时间处于躯干屈曲状态，我的意思是，大多数人倾向于久坐，开车太多，处在睡眠状态的时间过长。想想髋关节和躯干在这些姿势中的状态，与之相关的结构例如髂腰肌、髋关节囊及髂股韧带的状态（图11.7）。所有这些在身体前侧的结构都可能由于适应屈曲的姿势而受到某种程度的影响。

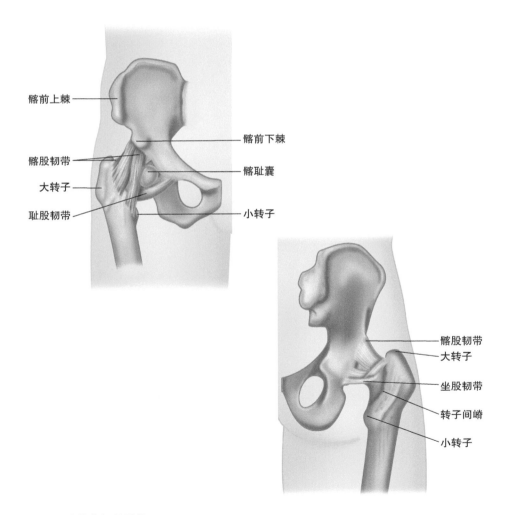

图 11.7　髋关节相关结构

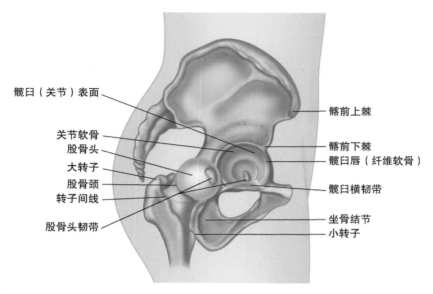

髋臼（关节）表面

髂前上棘

关节软骨
股骨头
大转子
股骨颈
转子间线

髂前下棘
髋臼唇（纤维软骨）

髋臼横韧带

股骨头韧带

坐骨结节
小转子

图 11.7（续）　髋关节相关结构

　　髂腰肌紧张将会伴随一个很常见的现象，即髋骨在同一侧向前旋转。接着想象一下，一个患者的关节囊和髂腰肌紧张，髋骨在同侧向前旋转。当他们步行时，臀部必须自然伸展。当他们执行这个功能时，所提到的紧张结构将限制髋关节的伸展。为了弥补这一缺陷，髋骨会进一步向前旋转，这将会抑制臀大肌而尝试调动腘绳肌作为原动肌，这可能会导致微创伤和撕裂。与此同时，另一侧的髋骨将会进一步后旋。

　　由于这些代偿，腰椎会被迫进入一种叫作脊柱前凸的伸展姿势。这种增加的脊柱前凸姿势将会额外增加腰椎（L4/L5）和腰骶（L5/S1）这两个关节突关节以及传出神经根部分的椎间盘负荷。

12

臀大肌和臀中肌
的稳定性练习

在讨论臀大肌和臀中肌的稳定性练习之前，对这一领域的研究结果进行简要回顾将很有好处。

文献综述

Boren 等人（2011）进行了一项研究，在 26 名健康受试者进行的康复训练中，对臀中肌和臀大肌进行了肌电图分析。在臀大肌和臀中肌上放置表面电极来测量 18 种特定训练动作中的肌肉活动。计算并使用每组肌群对应最大主动等长收缩（MVIC）的百分值从而对不同受试者之间的比较。训练动作的等级排序是根据每个训练动作在对应最大主动等长收缩时产生的峰值百分比来确定的。

研究得出结论，18 种练习动作中有 5 种动作可以让臀中肌出现超过 70% 最大主动等长收缩。按等级次序，从最高的肌电活动到最低，这些练习是：

- 练习侧腿支撑地面状态下的侧桥腿外展（103% 最大主动等长收缩）；
- 练习侧腿在上方的侧桥腿外展（89% 最大主动等长收缩）；
- 单腿蹲（82% 最大主动等长收缩）；
- 蚌式练习——四级（77% 最大主动等长收缩）；
- 平板支撑配合髋伸展（75% 最大主动等长收缩）。

关于臀大肌，有 5 个训练动作使该肌肉的运动超过 70% 最大主动等长收缩。按等级次序，从最高的肌电活动到最低，这些练习是：

- 平板支撑配合髋伸展（106% 最大主动等长收缩）；
- 臀部挤压（81% 最大主动等长收缩）；
- 练习侧腿在上方的侧桥腿外展（73% 最大主动等长收缩）；
- 练习侧腿支撑地面状态下的侧桥腿外展（71% 最大主动等长收缩）；
- 单腿蹲（71% 最大主动等长收缩）。

后面的练习，除了一个（臀肌挤压），其余的都在臀大肌和臀中肌同时产生大于 70% 的肌肉最大主动等长收缩。

Boren 等人在 1999 年的一项研究中发现，负重抗阻练习比不负重练习所产生的臀中肌活程度要高得多。这可能是因为外力对股骨和骨盆产生的扭矩迫使肌肉强化了收缩和控制。

　　Earl 在 2005 年提出使用"髋抬升"或站立位髋外展这两种练习来对臀中肌进行强化。在这项研究中，研究的重点在于使用侧卧和站立位进行开放性动力链练习。一条蓝色的高阻力弹力带被用于侧卧位下的髋关节外展练习，而站立位髋外展在臀部多用途练习器械上进行。而两个闭合性动力链练习，即单腿蹲和侧向台阶蹲起，通常作为下肢康复和 / 或力量强化的一部分被包含入训练计划中。后两种练习尽管没有在康复或力量练习的相关文献中直接视作加强臀中肌的练习内容，但是这两种练习在临床中经常使用。2010 年，O'Sullivan 等人对臀中肌在三个不同负重情况下进行了肌电研究。他们分析了三种运动：静态靠墙蹲（WS）、骨盆下沉位移（PD）和下压墙壁（WP）。研究发现，臀中肌肌束的活动和练习类型之间存在密切的关系。这项研究表明，臀中肌的三个不同肌束的激活程度因进行的运动的不同而显著不同。下压墙壁练习在所有三个肌束中均产生了最高的肌电水平。这表明该练习是针对臀中肌尤其是肌纤维后束的有效等长力量练习。

　　还有一些关于其他脚踝扭伤、髂胫束疼痛或髌股关节疼痛综合征患者的臀中肌力量测试研究。然而，尽管这部分研究中肌肉力弱被认为是一个重要影响因素，但是这些研究并没有提供任何加强臀中肌的建议。由于在步态的动态姿势控制和运动中均存在臀中肌的活动参与，治疗师建议在该肌肉被发现力弱时需要对其进行强化。Ogiwara 和 Sugiura（2001）在一项研究中提出使用"渐进性抗阻训练"（PRE）以最多 10 次重复来强化臀中肌。在重塑臀中肌力量的临床与康复治疗中，渐进性抗阻训练最为常用。

　　其他作者的研究结果总结如下。

- Distefano 等人（2009）：对臀中肌而言最佳的练习（以效果排序）为侧卧位髋外展、单腿蹲、单腿硬拉。
- Distefano 等人（2009）：对臀大肌而言最佳的练习（以效果排序）为单腿蹲、单腿硬拉、侧卧位髋外展。
- Ayotte 等人（2007）：对于臀大肌而言最佳的练习是前迈步站起练习。
- Ayotte 等人（2007）：对臀中肌而言最佳的练习是靠墙单侧腿蹲起。
- Bolgla 和 Uhl（2005）：对臀中肌而言最佳的练习是骨盆下沉位移练习。

臀中肌和侧卧位髋外展动作

当确定臀中肌力弱和激活顺序错误时，身体很可能出现在第 6 章里所提到的通过将腿抬起至外展位的方法来实现以力量强化为目的代偿动作（图 6.5 和图 6.6）。然而，如果你也同时测试髋内收肌、阔筋膜张肌和腰方肌的肌肉长度和肌力，你可能会发现这些特定的肌肉表现出紧张。如果是这样，阔筋膜张肌和腰方肌而不是臀中肌的激活将主要用于髋外展运动（回想一下髋关节外展激活模式测试）。

记住，短缩的髋内收肌可能会通过神经抑制过程而导致臀中肌力弱。这意味着，随着时间的推移，阔筋膜张肌和腰方肌会变得更强，随后会变得更紧张，而臀中肌（你想要加强力量的肌肉）实际上会变得更加力弱。

侧卧位髋外展是一种非常常见的练习动作，经常出现在"腿部、臀部、腹部"和"臀腹部"相关的练习课程中。如果这种课程的目标是强化臀中肌（因为它的力弱是患者膝和背部疼痛的影响因子），不幸的是，臀中肌不会在髋内收肌、阔筋膜张肌和腰方肌处于正常化之前变得强壮，我想强调的是这种情况不会发生。

臀中肌和矫形器械的使用

Hertel 等人（2005）进行了针对足部矫正器对股四头肌和臀中肌肌电活动影响的研究。

将不同的矫形器（自然足跟组件、足跟外侧四度和足跟内侧七度组件）及无矫形器共四种变量，用于具有三种不同类型的足的患者，即扁平足（过度足外翻）、高弓足（足内翻）和正常足弓。随后让受试者进行了三种练习即侧向台阶蹲起、单腿蹲、垂直最大弹跳并进行分析。

研究发现，无论足的姿势如何，臀中肌和股内侧肌的激活程度在所有三种矫形器的使用条件下都比无矫形器的条件下更大。他们的结论是，不论足的姿势和使用的矫形器的类型如何，现有的矫形器都可以在激活臀中肌和股内侧肌的过程中发挥作用，特别是在缓慢有控制的方式下所进行的单腿蹲和侧向台阶蹲起练习中。

康复方法

臀大肌和臀中肌的任何康复计划应该包括部分下文提到的练习。我把它们分成了开放性动力链练习和闭合性动力链练习，从一个相对基本的练习开始，然后发展到稍微复杂一些的，随后到更具挑战性的练习。我认为这些练习就像一个用于康复的"梯子"系统。如果你认为梯子是一种阶梯系统，那么康复基本上就是这样一个基本的概念。我们自然会先爬上梯子的第一个梯蹬，然后再爬上上面的其他梯蹬。对臀大肌的康复可以被认为是一个类似的过程。

定义：一个开放性动力链练习意味着在运动过程中，手或足可以自由移动（例如肱二头肌弯曲或腘绳肌屈曲练习）。一个闭合性动力链练习意味着手或足的位置是固定的，在运动过程中不能移动（例如俯卧撑或蹲起练习）。

当臀大肌和臀中肌力弱或激活顺序错误时，在我的分类中，它们可能对于它们必须扮演的角色表现出无能为力的状态。能够按照正确的顺序激活的臀大肌会知道它需要做什么并在什么时候做。强大的臀大肌会确切地知道什么时候启动以保持骨盆实现完全的水平状态，何时激活来实现对外力的缓冲，何时外展或伸展臀部，何时正确激活以保持躯干、臀部和腿处于正确的排列位置，以及何时通过收缩来推动人体前进。臀部肌群在功能上与核心力量以及后侧和外侧肌筋膜链存在高度的协同作用。

我已经列出了我个人认为针对臀大肌和臀中肌的大部分具体练习，这样对于物理治疗师而言就能更好地了解这些肌肉是如何使你的患者／运动员实现骨盆稳定并让身体节段处于最佳的排列位置。按照我的建议进行以下练习，我真心希望每一位患者身体某处经历疼痛或功能障碍的情况会开始降低。

你可能认为在力量强化中还能列出更多的练习。然而，我觉得这样做会使这本书纯粹成为一本臀大肌练习手册，而我撰写本书的目的是帮助读者理解如何通过其他的物理治疗途径以及训练计划来最大限度地优化臀大肌的表现。

一些练习提到了优势腿这个词。为了确定优势腿，运动员／患者会被问到他们认为哪一侧是他们用于踢球的腿，然后该侧腿被认定为优势腿。每个练习通常先用优势腿进行，然后再用非优势腿重复。

重复次数和组数

着手开始臀大肌的训练计划之前，理解这两个词即"重复次数"和"组数"的意思很重要。例如，有人说他们用肩部推举机做了三组重复次数为 12 次的练习。这意味着他们连续做了 12 次肩部推举，休息一段时间，然后又重复了两组每组 12 次肩部推举的练习。

定义：单次重复是练习过程中的单个完整动作。一组是一套连续的重复过程。

对于应该进行多少重复次数和多少组数的问题没有固定的答案，因为需要的重复次数取决于许多因素，包括患者 / 运动员在当前训练中的阶段以及他们的个人目标。记住，这本书的目的是为了提高臀大肌的最佳功能，从而使你的患者 / 运动员能够完成日常生活所需的活动，并参与一些与体育有关的活动。我建议从重复次数为 10 ~ 12 次、每种练习进行一到两组开始。

请记住，与任何训练计划一样，练习需要循序渐进。例如，让我们假设患者从开链部分选择的 4 个练习开始，他们每一个练习都做两组，每组重复 10 次；当患者进阶到他们发现这些练习相对容易的时候，接着就可以进阶到下一个阶段了。这可能会在一周后发生，也可能需要更长的时间如三到四周。通过简单地改变重复次数，减少组间的休息时间，或者额外增加另一个练习内容均可以使练习完成起来变得更加困难。例如，为了取得练习的进阶，你可以要求患者增加重复次数，即进行两组重复次数为 12（而不是 10）或者在两组间间歇休息 30 秒（而不是 45 秒）的练习。我强烈建议把所有的东西都写下来，因为很容易忘记练习上一阶段所做的事情。相信我！我可以保证，在几周内，患者 / 运动员将会很容易地完成三组、每组 12 次、共计 6 ~ 7 种不同类型的臀肌练习。

下面的练习并没有在练习图旁对重复次数以及组数进行限定，因为我想演示的是如何正确地执行单个练习。参考附录"臀大肌和臀中肌稳定练习表"：空白文本框使你可以记录患者康复训练计划的重复次数和组数。

重要提示：请注意以下的一些练习，尤其是侧桥 / 腹桥，它们会导致患者腹内压增加，特别是当患者屏住呼吸时。如果有椎间盘病史或血压问题，在尝试下列任何一种练习时必须格外小心。建议患者在开始任何强化训练之前，先寻求有医学专业背景人士的建议，而不是直接进行臀部训练。

开放性动力链练习

开放性动力链练习（OKC）是在手或足不被固定的情况下使用的技术，手和足在练习过程中可以自由移动。在临床治疗和运动表现训练中心，大多数治疗师和训练师都使用开放性动力链练习来加强臀肌，尤其是臀中肌。这类的练习倾向于分离出单块肌肉和单个关节。由于这个因素，开放性动力链练习也被称为非功能性练习。

一般情况下，用侧卧位直腿抬高（髋外展）的方法强化臀中肌。这通常是在使用弹力带或踝部负重带条件下进行的，并且在一些运动课程中很常见。普拉提教练建议另一种类型的臀中肌开放性动力链练习——蚌式练习，在此练习中客户/患者再次侧卧位双腿上下叠放并保持腰椎处于中立的自然位，但这一次处于屈髋45度且屈膝90度的位置。

蚌式练习被认为是加强臀中肌的最佳练习方法，特别是在康复和临床应用中。但是，我认为在康复的早期阶段，这种练习更有效。由于该练习属于开链模式，因此这对步态周期当中的支撑时相的功能稳定性的帮助很有限。

蚌式练习

第 1 级

患者侧卧于非优势腿的一侧，屈髋大约45度，屈膝90度，双足并拢，如图12.1（a）所示。然后，患者在保持足跟及保持核心肌群激活的同时，将其上侧的腿向外旋以使双膝分开，如图12.1（b）所示。这一动作将引起髋外旋和外展。当患者感到骨盆位置发生改变并开始产生旋转时，建议停止运动，通常为髋外展至45度左右的位置。患者保持这个姿势2秒（数到2），再回到起始姿势。患者能够轻松地完成第1级后，就可以进入下一级。

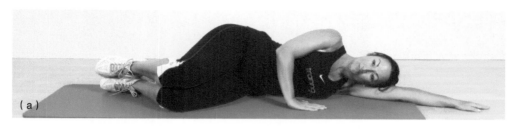

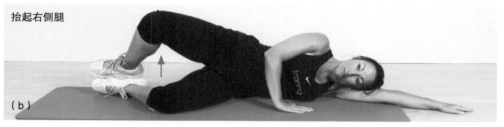

抬起右侧腿

图 12.1　蚌式练习：（a）第 1 级——起始姿势；（b）第 1 级——完成姿势

第 2 级

患者采取与第 1 级相同的起始姿势［图 12.1（a）］，然后保持膝贴近的同时上侧髋内旋从而提升上侧的足远离另一只足，直到形成一个绑定姿势［图 12.1（c）］，最后返回到起始姿势。

注意：患者在完成髋内旋转动作时所感受到的限制或束缚，可能是由于髋关节的病理改变，例如髋关节滑囊炎甚至是骨关节炎的退行性变化过程。

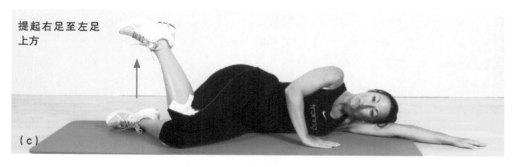

提起右足至左足上方

图 12.1（续）　蚌式练习：（c）第 2 级——绑定的姿势

第3级

这个动作起始位置与第1级和第2级不同的是，上侧的腿平行于地面［图12.1（d）］。保持膝关节的高度，患者髋部内旋从而将足向天花板的方向抬高［图12.1（e）］，直到有限制感产生，再回到起始位置。然后，患者被要求进行髋外旋直到有限制感产生［图12.1（f）］，最后将腿放回到地面上休息。

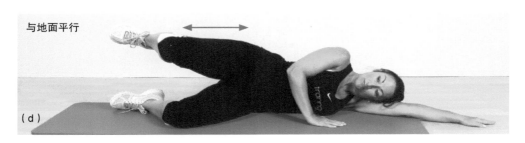

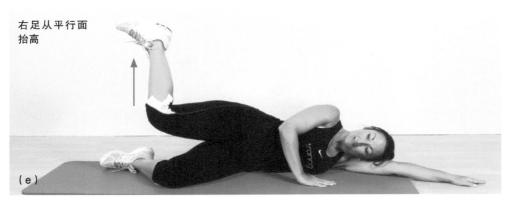

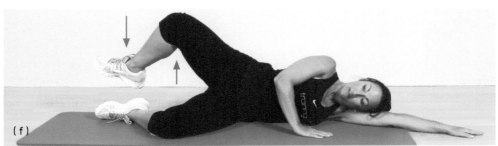

图12.1（续） 蛙式练习：（d）第3级——起始姿势；（e）第3级——内旋姿势；（f）第3级——外旋姿势

第 4 级

患者采取第 3 级练习所使用的起始姿势，但上侧的腿保持伸直［图 12.1（g）］。然后，患者保持膝的高度，并通过将足转向天花板方向的方式来实现髋外旋［图 12.1（h）］，直到有受限感产生，最后回到起始位置。

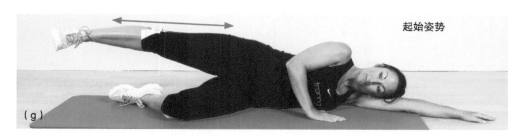

起始姿势

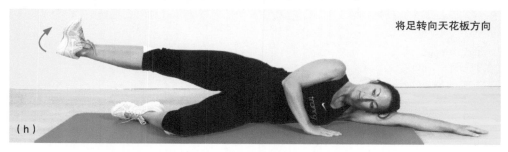

将足转向天花板方向

图 12.1（续） 蚌式练习：（g）第 4 级——起始姿势；（h）第 4 级——髋外旋姿势

侧卧位髋外展

第 1 级

患者侧卧于非优势腿的一侧，保持髋关节和腰椎的自然中立位，屈曲支撑侧的髋和膝，如图 12.2（a）所示。然后，患者将优势侧腿外展大约 30 度，同时保持脊柱的中立位与足趾朝前的状态，如图 12.2（b）所示，最后回到起始姿势。

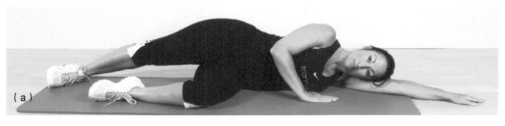

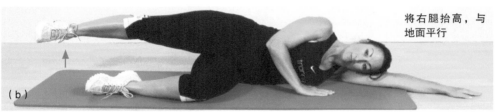

将右腿抬高，与
地面平行

图 12.2　侧卧位髋外展：（a）第 1 级——起始姿势；（b）第 2 级——完成姿势

第 2 级

患者采取第 1 级练习相似的起始姿势，不同之处在于，患者被要求将他们的优势侧腿进行轻微髋伸展和外旋，这样他们的足趾就会略微指向天花板，从而激活臀中肌的后束纤维，如图 12.2（c）所示。随后患者腿部外展大约 30 度，同时保持臀部和足趾的姿势，如图 12.2（d）所示，最后回到起始姿势。

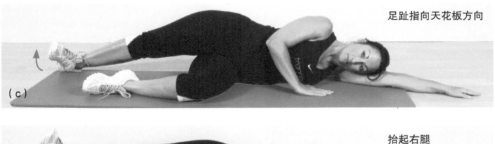

足趾指向天花板方向

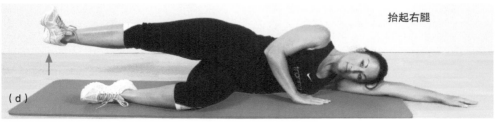

抬起右腿

图 12.2（续）　侧卧位髋外展：（c）第 2 级——起始姿势；（d）第 2 级——完成姿势

侧桥

第1级

患者采用侧卧位，优势腿在上侧，保持双侧的肩部、臀部、膝和足踝在一条直线上。然后，用下侧手臂支撑身体至侧桥姿势，此时臀部从地板上抬离，躯干、臀部和膝的中线对齐［图 12.3（a）］。

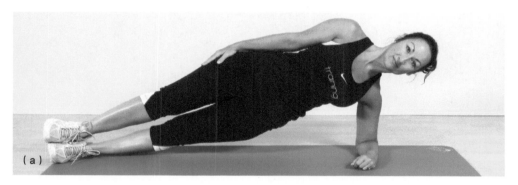

（a）

图 12.3　侧桥：（a）第 1 级——身体抬离地面后保持自然对齐位

第2级

患者采取第 1 级的侧桥姿势，优势腿在上［图 12.3（a）］。在保持身体平衡的同时，患者抬高上侧的腿并保持 2 秒（一次重复），如图 12.3（b）所示。患者在每一次重复动作过程中均须保持侧桥支撑的姿势。

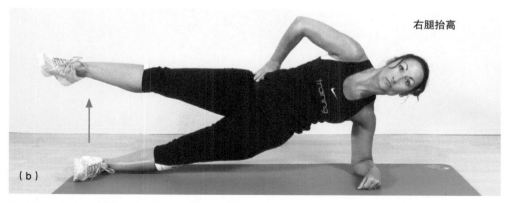

右腿抬高

（b）

图 12.3（续）　侧桥：（b）第 2 级——外展

四肢支撑髋伸展

第 1 级

患者从四肢支撑的姿势开始［图 12.4（a）］。然后，在优势腿进行髋伸展，足面朝天花板方向抬起，同时保持膝屈曲 90 度，如图 12.4（b）所示，最后回到起始姿势。

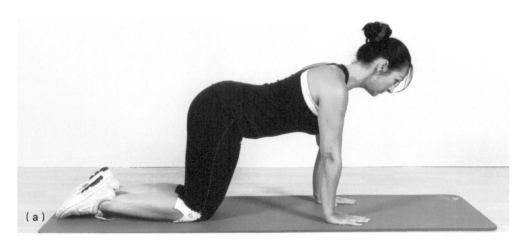

足面向天花板方向抬高

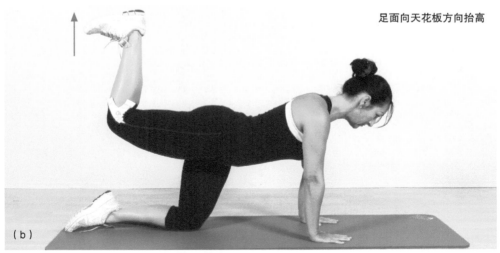

图 12.4 四肢支撑髋伸展：（a）第 1 级——起始姿势；（b）第 1 级——足向天花板方向抬高

第2级

患者像第1级一样采取四肢支撑的姿势［图12.4（a）］，然后使用优势腿进行髋部伸展，足朝天花板方向抬起，但这一次，膝关节保持伸直［图12.4(c)］，最后将腿放回起始位。在这个练习中，腿部的完全伸展姿势增加了杠杆作用，从而对臀大肌的激活水平提出了更高的要求。

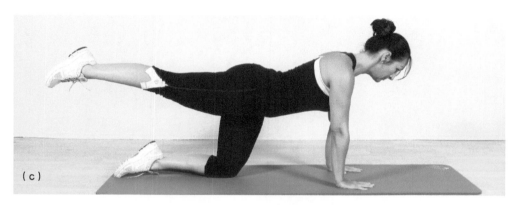

图12.4（续）　四肢支撑髋伸展：（c）第2级——髋和膝伸展

腹桥

第1级

患者采用俯卧位，使用肘部来保持身体的平板姿势，躯干、髋和膝处于自然对齐位，如图12.5（a）所示。患者要保持这个姿势一定的时间并激活核心肌群和臀肌。例如，他们可以从10秒开始，然后渐渐达到15秒，直到完成理想的时间。

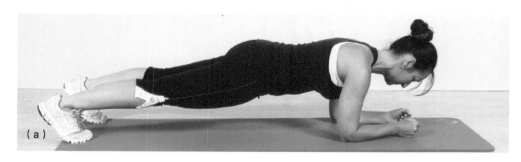

图12.5　腹桥：（a）第1级——保持平板姿势

第 2 级

患者从第 1 级［图 12.5（a）］的支撑姿势开始，然后将其优势腿抬离地保持 2 秒［图 12.5（b）］，最后返回起始位置。

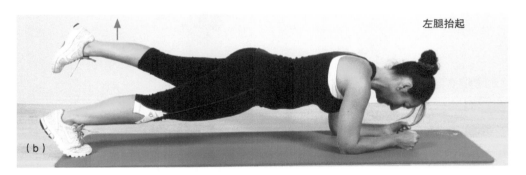

左腿抬起

图 12.5（续）　腹桥：（b）第 2 级——髋关节伸展

闭合性动力链练习

闭合性动力链练习（CKC）是康复技术的一种，应用时手或足的位置被固定且不能移动，这意味着手或足与固定的物质表面接触，如地面。闭合性动力链练习被认为在康复过程中更实用。一些专家指出，这些练习在康复过程中被更频繁地使用，是因为它们更安全。闭合动力链练习通常是复合运动，包括多关节平面的运动，例如，一个深蹲练习将包含腰椎、骨盆、髋部、膝和足的运动。因为身体这些部分参与日常活动并在运动环境中发挥作用，所以，身体所有这些特定部位参与的练习被认为是一种功能性练习。闭合性动力链练习将涉及多个关节和多块肌肉，而不像在开放性动力链练习中一样，只专注于某一个关节的动作。

当闭合性动力链练习被纳入康复计划时，它可以对关节施加一个"压缩"力，而开放性动力链练习可能会在关节上施加一种"剪切"力。尽管如此，在任何形式的力量强化或康复训练计划中，开放性和闭合性动力链练习都将自然地相辅相成地存在。

俯卧分解模式

以下两种练习基本上属于开放性动力链练习。我喜欢在项目的早期加入这些具体的练习，因为我希望患者 / 运动员在进一步练习之前，首先能够感觉到训练所需针对的准确部位。患者需要知道哪些肌肉正在被训练，以及实际去感觉肌肉的活动。我发现向我的患者传授一些基本的解剖学知识是很有帮助的，这样他们就能深刻理解力量的强化过程。

臀肌挤压（俯卧位）

患者处于俯卧位，双脚与肩同宽，双手轻轻放在臀部，然后最大限度地收缩右臀肌并保持 2 秒［图 12.6（a）］，接着放松右臀肌并在左侧重复该过程。患者能够连续至少五次将左侧臀肌分离出来后，就可以尽最大能力同时收缩两侧臀肌，持续时间为 2 秒［图 2.6（b）］，然后休息 2 秒，之后再重复理想的次数。

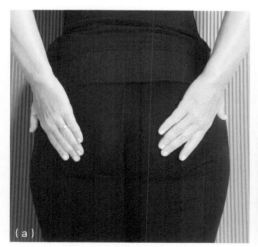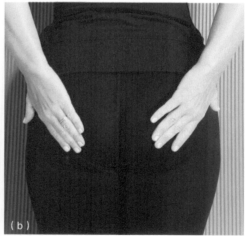

图 12.6　臀肌挤压（俯卧位）：（a）右侧臀肌；（b）两侧臀肌

挤压和抬高

患者俯卧，双脚与肩同宽，双手轻放在臀上或被枕在额头下方，最大限度地收缩右臀肌［图 12.6（a）］，然后将右腿右起，并保持这个姿势 2 秒，如图 12.6（c）所示。患者休息 2 秒，然后换左腿重复上述动作。

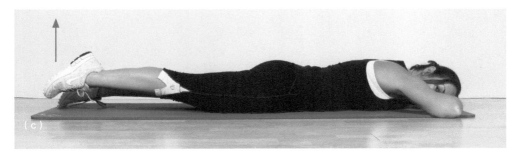

图 12.6（续）　臀肌挤压（俯卧位）：（c）右臀肌支持下腿的抬升

进阶 1：骨盆倾斜

患者采用仰卧位，屈髋屈膝，脊柱保持在自然中立位，如图 12.7（a）所示。然后，患者通过腰椎的屈曲和伸展使骨盆前倾和后倾。也许一个更具描述性的指示是告诉患者"将下背部弓起"，然后"把背部放平"。臀大肌负责背部放平的动作（骨盆后倾），所以当患者进行背部放平动作时，要最大限度地收缩臀肌，如图 12.7（b）所示，保持这个姿势 2 秒。

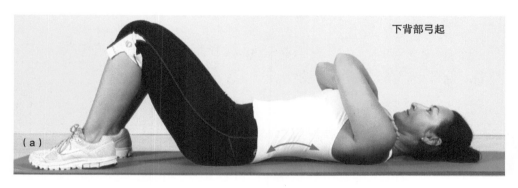

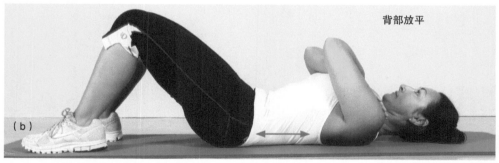

图 12.7　骨盆倾斜：（a）下背部弓起；（b）背部放平

进阶 2：骨盆抬高

患者采取与骨盆倾斜练习相同的姿势，并保持脊柱的中立位。在这个过程中，双手放在臀大肌两侧（患者也可以轻轻地触碰臀大肌，这样他们就能意识到肌肉的激活）[图 12.8（a）]。患者只允许使用臀大肌且不使用腘绳肌将臀部抬离地面，保持这个姿势 2 秒，如图 12.8（b）所示，然后下降身体至起始位置。

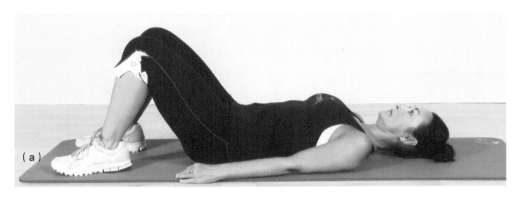

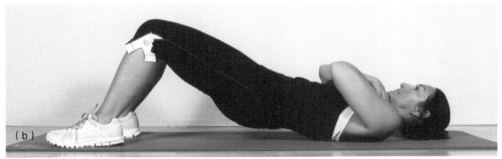

图 12.8　骨盆抬高：（a）起始姿势；（b）抬高后的姿势

进阶 3：在稳定的平面上进行桥式练习

患者以进阶 1 相同的姿势开始［图 12.7（a）］。然后，患者将骨盆抬高到双腿支撑的背桥姿势，保持双足在地面上，躯干与臀部的中线自然对齐，保持这个姿势 2 秒，如图 12.9 所示，然后将身体降至地面并回到练习的起始位置。

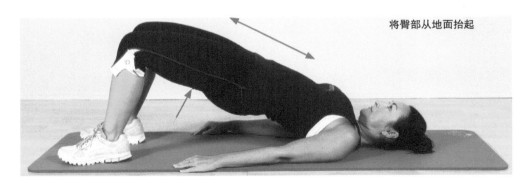

将臀部从地面抬起

图 12.9　在稳定的平面上进行桥式练习

进阶 4：在稳定的平面上进行单腿桥式练习

患者以与进阶 1 相同的姿势进入起始位［图 12.7（a）］。然后，在双足放置于地面的状态下将骨盆抬起，躯干与臀部的中线自然对齐（图 12.9）。从这个位置，患者被要求将非优势腿的膝关节完全伸展，同时保持两侧股骨互相平行，如图 12.10 所示。患者保持这个姿势 2 秒，并将非优势腿返回到桥式支撑的位置，换优势腿进行同样的伸展动作，然后将身体降至地面。患者应该能够感觉到臀大肌被激活而不是腘绳肌。

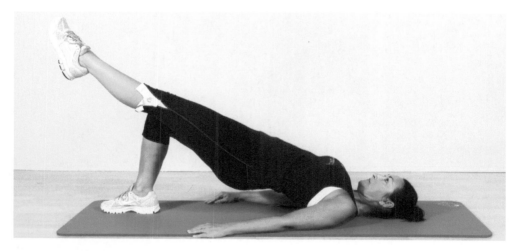

图 12.10　在稳定的平面上进行单腿桥式练习

平衡稳定

平衡通常被认为是健康的一个静态组成部分。然而，功能性平衡是一个涉及多种神经系统成分的动态稳定过程。臀大肌和臀中肌的力量训练应该被纳入任何形式的功能性训练计划中。

第 1 级：站立位分离模式

臀部挤压（站立位）

这个练习与俯卧位的臀部挤压练习类似，只是患者现在双脚站立且距离与肩同宽。患者的手轻轻地放在臀部，最大限度地收缩右侧臀肌并保持 2 秒 [图 12.11（a）]，然后放松右侧臀肌并在左侧臀肌重复同样的动作。患者能够至少连续 5 次将左侧臀肌分离出来后，就可以最大限度地同时收缩两侧臀肌。收缩的持续时间为 2 秒 [图 12.11（b）]，然后休息 2 秒，之后再重复理想的次数。

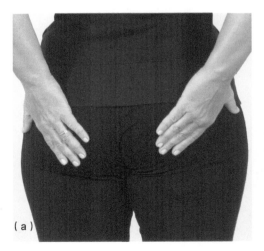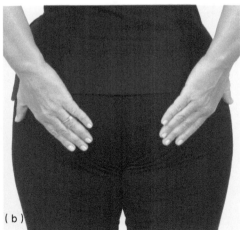

图 12.11　臀大肌挤压（站立位）：（a）右侧臀肌；（b）两侧臀肌

第2级：平衡

单腿交替站立

患者双脚分开站立，双脚距离与肩同宽，如图 12.12（a）所示。然后，患者使用优势腿承重，并将非优势腿从地面上抬离，如图 12.12（b）所示。保持该姿势 5 秒，然后将腿恢复到起始位置。保持姿势时间从 5 秒逐渐增加，以此类推，直到患者可以用两侧腿轻松地站立保持 30 秒。

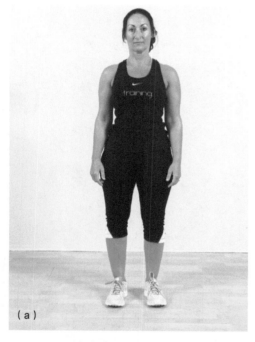 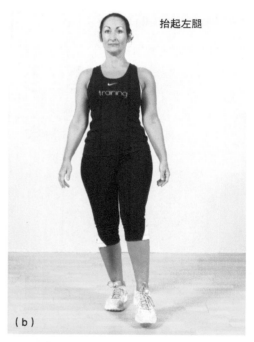

抬起左腿

（a）　　　　　　　　　　　　（b）

图 12.12　单腿交替站立：（a）起始姿势；（b）腿从地面上抬离

当患者进行单腿交替站立练习时，治疗师应注意以下主要的动作错误。

1. 过度向承重腿侧进行侧向偏移。
2. 骨盆向对侧倾斜（这可能预示着特伦佰氏步态的产生）。

3．承重腿不稳定（足踝的本体感受问题或臀大肌无力）。

4．膝内翻或外翻。

如果观察到这四种功能失调模式中的任何一种，就表示臀中肌可能潜在地存在力弱。

进阶1：矢状面单腿摆动

患者使用优势腿站立，保持平衡姿势。按照图12.13（a）和图12.13（b）所示，缓慢地将非优势腿向前和向后移动。髋关节的屈曲和伸展运动将动员臀中肌在矢状面运动。使用优势腿完成3次重复，然后换非优势腿进行。感觉能很轻松地完成练习后，患者就可以进行5次重复，然后逐渐达到10次。

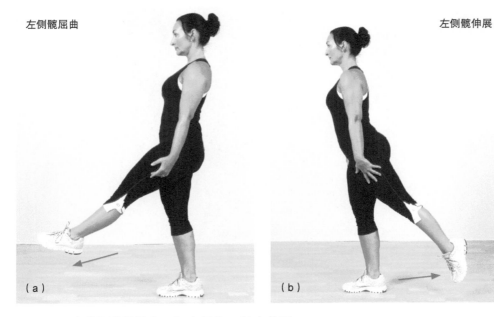

图12.13　矢状面单腿摆动：（a）屈曲；（b）伸展

进阶2：额状面单腿摆动

患者使用优势腿站立并保持一个平衡的姿势，然后缓慢地将自己的非优势腿从近身体侧摆向远离身体的方向再返回，如图 12.14（a）和图 12.14（b）所示。髋的外展和内收运动将动员臀中肌在额状面运动。使用优势腿重复练习 3 次，然后换到非优势腿继续进行。

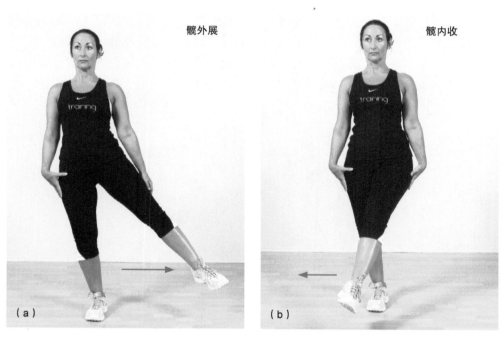

图 12.14　额状面单腿摆动：（a）外展；（b）内收

进阶3：水平面单腿旋转

患者使用优势腿站立并保持平衡姿势，然后慢慢地将自己的非优势腿抬高至膝关节呈 90 度，如图 12.15（a）所示。从这个姿势起，患者将自己的非优势侧的髋外旋打开，然后再回到内旋至对侧，如图 12.15（b）和图 12.15（c）所示。髋部的转动将动员臀中肌在水平面上运动。使用优势腿重复练习 3 次，然后换到非优势腿进行同样的练习。

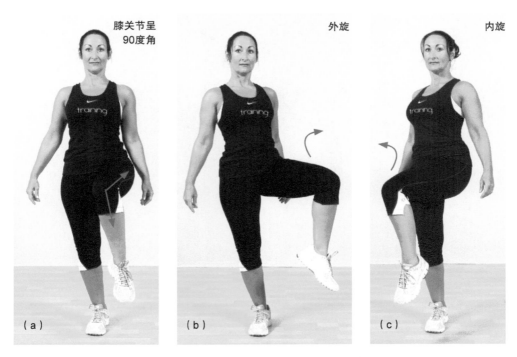

图 12.15　水平面单腿旋转：（a）起始位置；（b）外旋；（c）内旋

进阶 4：稳定平面上髋画圆

患者使用优势腿站立并保持平衡姿势，将非优势腿的足趾放在地板上的假想点上（起始位置）。然后，患者轻微屈曲优势腿的膝以保持平衡，并用非优势腿的足趾沿着一个想象的圆形边缘进行移动，如图 12.16 所示，直到足回到起始位置。

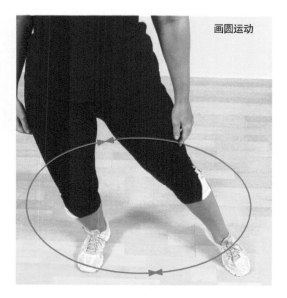

图 12.16　稳定平面上髋画圆

第 3 级：协调性平衡

为逐步强化臀大肌，我们需要增加更具有挑战性的练习。患者在被要求单腿站立时会有意识地控制臀中肌的激活。如果加入更复杂的运动，例如通过有意识的手臂动作，患者可加强动作控制，与此同时臀大肌将通过下意识的自主动作来稳定骨盆的位置。

单腿站立伴随同侧手臂在两个平面上的运动

患者使用优势腿站立，把另一侧腿抬离地面，如图 12.17（a）所示。患者保持这个姿势，优势腿同侧的手臂屈曲（矢状面）然后外展（额状面），共进行 10 次，如图 12.17（b）和图 12.17（c）所示。

右腿抬起

左臂前屈至与躯干呈90度角

左臂从90度前屈状态外展

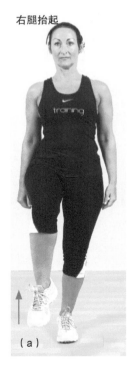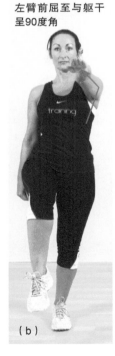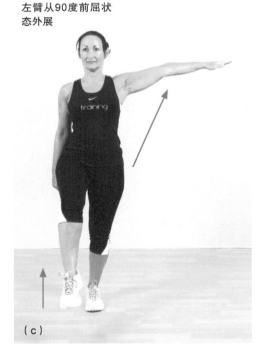

（a）　　　　（b）　　　　（c）

图 12.17　单腿站立伴随同侧手臂运动：（a）起始姿势；（b）屈曲（矢状面）；（c）外展（额状面）

进阶 1：单腿站立伴随对侧手臂在两个平面上的运动

患者使用优势腿站立，另一侧腿抬离地面［图 12.17（a）］。患者保持该姿势，优势腿对侧手臂屈曲（矢状面），然后外展（额状面），共进行 10 次，如图 12.18（a）和图 12.18（b）所示。该动作将使支撑腿一侧的臀中肌受到更大的挑战。

右臂和右腿抬起

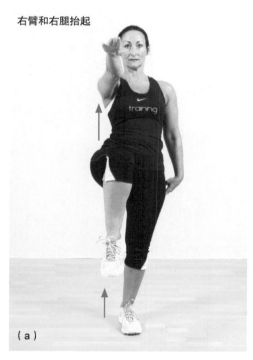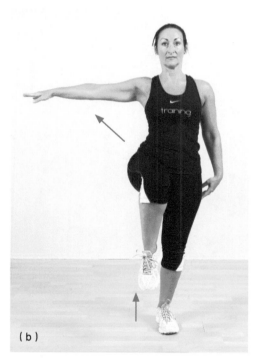

（a）　　　　　　　　　　　（b）

图 12.18　单腿站立伴随对侧手臂在两个平面上的运动：（a）屈曲（矢状面）；（b）外展（额状面）

进阶 2：单腿站立伴随对侧手臂在两个平面上的运动——负重状态

患者使用优势腿站立，另一侧腿抬离地面，如图 12.19（a）所示。患者保持这个姿势，支撑腿同侧的手臂外展，然后屈曲，共进行 10 次，如图 12.19（b）和图 12.19（c）所示。然后用对侧手臂重复上述动作，如图 12.19（d）和图 12.19（e）所示。抬起对侧手臂（支撑腿对侧的手臂）使臀中肌的动员更具挑战性。

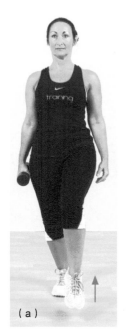
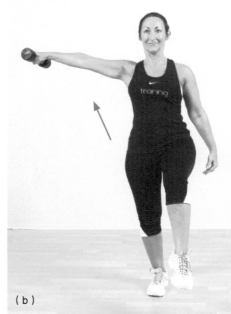
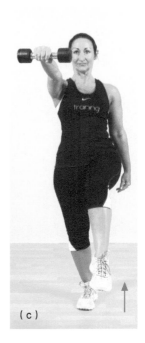

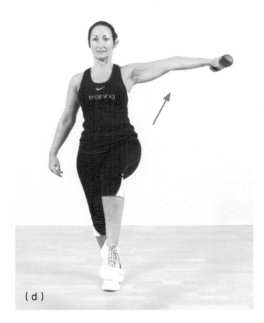
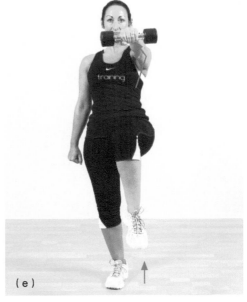

图 12.19　单腿负重站立：（a）起始姿势；（b）同侧手臂——外展（额状面）；（c）同侧手臂——屈曲（矢状面）；（d）对侧手臂——外展（额状面）；（e）对侧手臂——屈曲（矢状面）

进阶 3：单腿站立同侧/对侧手臂肱二头肌弯举至肩部推举

这个运动是进阶 2 的一个变式。

患者手握哑铃并使用优势腿站立，另一侧腿抬离地面，如图 12.20（a）所示。患者保持这个姿势，优势腿同侧手臂（更容易的练习）或对侧手臂（较难的练习）的肱二头肌屈曲并继续该动作直到完成肩部推举，如图 12.20（b）和图 12.20（c）所示。

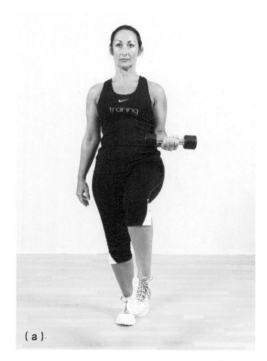

（a）

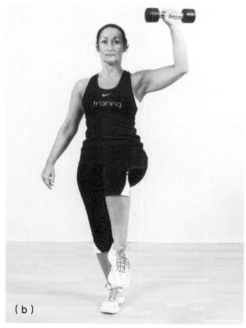

（b）

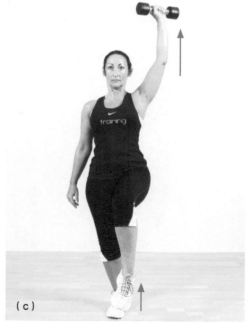

（c）

图 12.20　单腿站立肱二头肌弯举至肩部推举：（a）起始姿势；（b）肱二头肌弯举；（c）肩部推举

进阶 4：单腿站立伴随对侧手臂外展

患者使用优势腿站立，另一侧腿抬离地面，将对侧手放在优势腿侧髋部的前方，如图 12.21（a）所示。然后，患者从优势腿一侧开始举起手臂，横跨身体前侧并外展（在额状面上），重复 10 次，如图 12.21（b）所示。

膝微屈

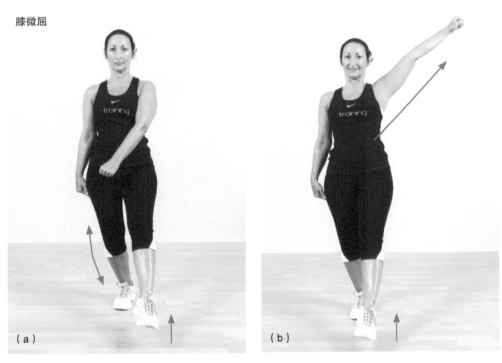

（a）　　　　　　　　　　　　　（b）

图 12.21　单腿站立伴随对侧手臂外展：（a）起始姿势；（b）外展（额状面）

进阶 5：单腿屈膝伴随对侧手臂外展

患者使用优势腿站立，另一侧腿抬离地面，将优势膝一侧的膝屈曲 30 度，如图 12.22（a）所示。然后，患者举起优势腿对侧的手臂，从优势腿前侧开始向斜上方外展，同时将膝完全伸展，如图 12.22（b）所示，重复 10 次。

进阶 6：单腿屈膝伴随对侧手臂外展——负重状态

患者进行与进阶 5 相同的运动，不同的是持有一个较轻的重物［图 12.22（c）］。

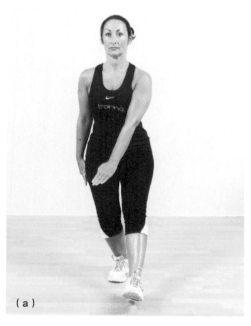

（a）

斜向上外展

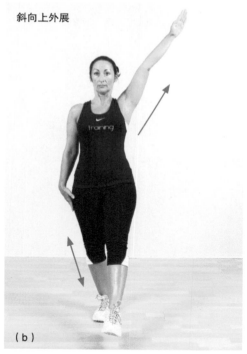

（b）

负重练习

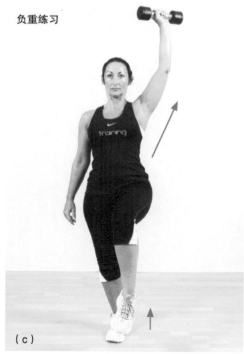

（c）

图 12.22　单腿屈膝伴随对侧手臂外展：（a）起始姿势；（b）外展（额状面）；（c）负重状态

健身球蹲起

将健身球放置在墙壁与患者的下背部之间，如图 12.23（a）所示，患者两膝之间的距离与肩同宽。然后患者激活核心并缓慢下蹲（离心收缩），如图 12.23（b）所示，直到膝关节约呈 90 度角，如图 12.23（c）所示。动作过程中要确保髌骨前移的距离不超过足趾，如图 12.23（c）所示。

然后，患者在 2 秒内返回至站立状态（向心收缩）。注意，患者在下蹲的结束阶段要挤压臀大肌。

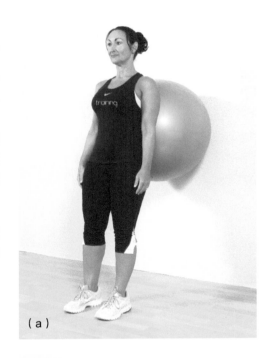

（a）

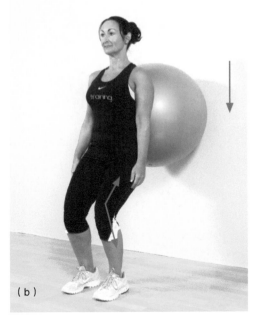

（b）

双膝与双脚的第二足趾保持在同一力线上

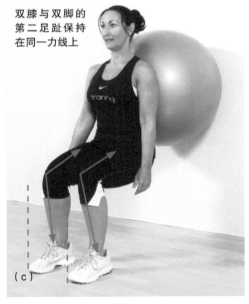

（c）

图 12.23　健身球蹲起：（a）起始姿势；（b）半蹲姿势；（c）全蹲姿势

进阶 1：健身球蹲伴随肱二头肌弯举

健身球蹲练习如上页所述方式进行，额外增加的内容是患者现在双手持重物，如图 12.24（a）所示。在蹲起的上升阶段（向心收缩），患者进行肱二头肌弯举，如图 12.24（b）所示。动作完成姿势如图 12.24（c）所示。

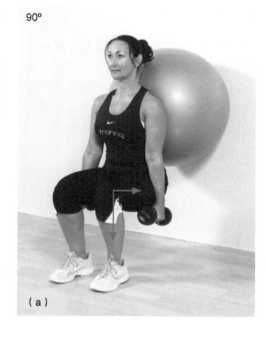

图 12.24　健身球蹲伴随肱二头肌弯举：（a）起始姿势；（b）向心收缩阶段，肱二头肌弯举抬高重物；（c）完成姿势

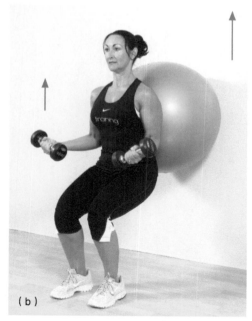

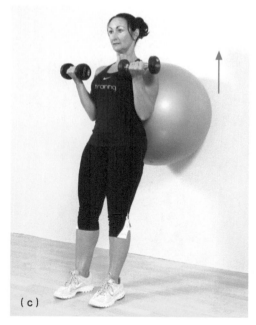

进阶 2：健身球蹲伴随肩部推举

健身球蹲练习如前所述，额外增加的内容是患者需双手握持较轻的重物，如图 12.25（a）所示。在蹲起的肌肉向心收缩阶段，患者进行肩部推举，如图 12.25（b）所示。动作完成姿势如图 12.25（c）所示。

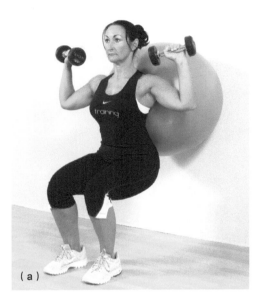

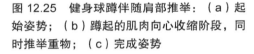

图 12.25　健身球蹲伴随肩部推举：（a）起始姿势；（b）蹲起的肌肉向心收缩阶段，同时推举重物；（c）完成姿势

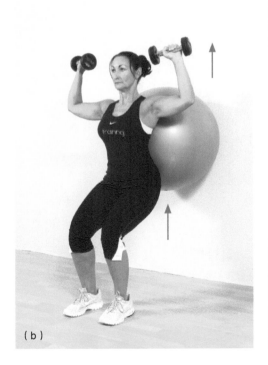

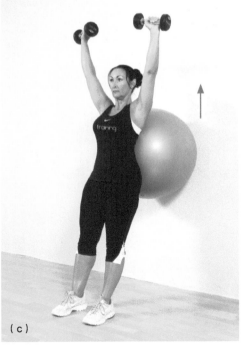

进阶 3：健身球静态蹲姿伴随臂屈曲

患者呈如图 12.23（c）所示的蹲姿，双手握住较轻的重物。在保持这种肌肉等长收缩（静止）姿势的同时，抬起右臂直到手臂与地面达到平行的高度，而左臂保持静止状态，如图 12.26（a）所示。随后右臂回到起始位置，左臂抬起，如图 12.26（b）所示。整个过程不断重复以达到目标次数。在这个练习过程中，下肢没有进行任何离心或向心的肌肉收缩运动，因此臀大肌通过等长收缩来保持静态蹲姿。

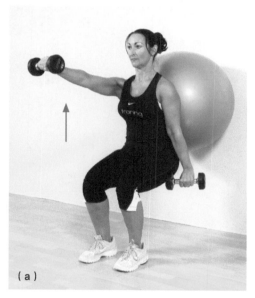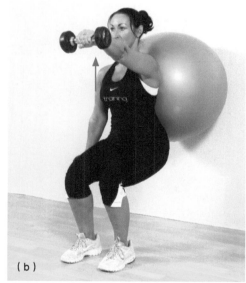

图 12.26　健身球静态蹲姿伴随臂屈曲：（a）右臂屈曲；（b）左臂屈曲

进阶 4：使用弹力带的健身球蹲起

这一练习与健身球蹲起练习类似，唯一的区别是患者的双腿膝关节上方绑了一个环形的弹力带，如图 12.27（a）所示。患者试图进行髋外展伴随外旋的动作来对抗弹力带的阻力，并保持该等长收缩姿势，如图 12.27（b）和图 12.27（c）所示。使用弹力带是为了增强外展和外旋动作中臀大肌与臀中肌的激活作用，也会对髋内收肌起到抑制作用（开关机制）。

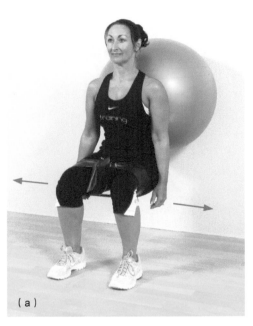

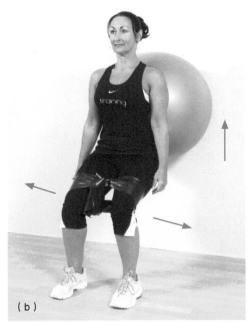

图 12.27　使用弹力带的健身球蹲起：（a）起始姿势；（b）练习中段姿势；（c）完成姿势

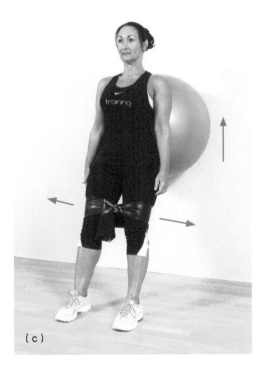

进阶 5：使用弹力带的健身球蹲起伴随肱二头肌弯举

这个训练与使用弹力带的健身球蹲起练习相似，患者膝关节上方绑有弹力带，此外患者双手握持较轻的重物，如图 12.28（a）所示。患者从 90 度的蹲姿到动作完成（向心收缩）的过程中执行一次肱二头肌弯举。与此同时，患者也需要对抗弹力带所带来的阻力，如图 12.28（b）所示。动作完成姿势如图 12.28（c）所示。

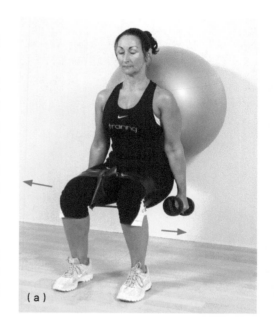

图 12.28　使用弹力带的健身球蹲起伴随肱二头肌弯举：（a）起始姿势；（b）蹲起的向心收缩阶段，通过肱二头肌弯举来抬高重物；（c）完成姿势

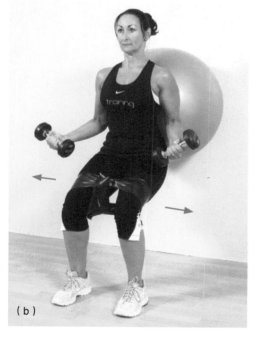

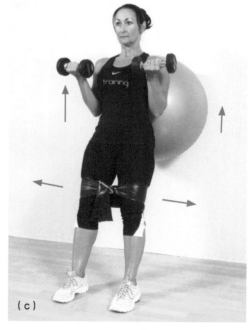

进阶 6：使用弹力带的健身球蹲起伴随肩部推举

该动作是进阶 5 动作的变式。患者在做肩部推举时双手握持较轻的重物，如图 12.29（a）所示。然后患者从 90 度蹲姿位置开始执行肌肉向心收缩的蹲起动作，同时完成肩部推举动作并进行肌肉等长收缩以对抗弹力带的阻力，如图 12.29（b）所示。动作完成姿势如图 12.29（c）所示。

图 12.29　使用弹力带的健身球蹲起伴随肩部推举：（a）起始姿势；（b）蹲起阶段时推举起重物；（c）完成姿势

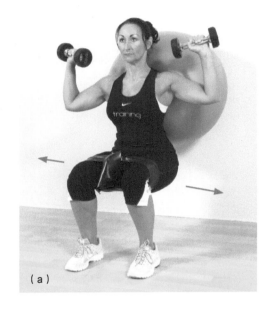

（a）

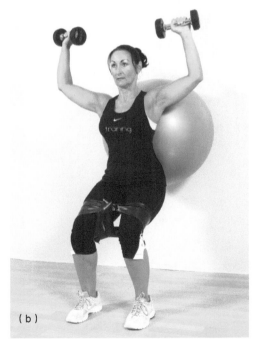

（b）

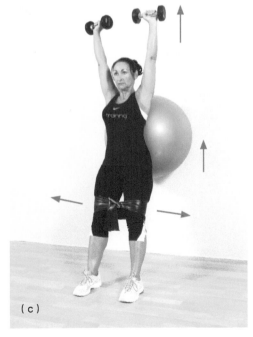

（c）

进阶 7：单腿健身球蹲

该进阶练习是用健身球辅助的单侧腿蹲起练习。健身球置于墙壁与患者下背部之间，患者使用优势腿单腿站立，非优势腿抬离地面，如图 12.30（a）所示。患者缓慢地单腿下蹲，逐渐至膝关节呈 90 度，如图 12.30（b）所示。

左腿抬起

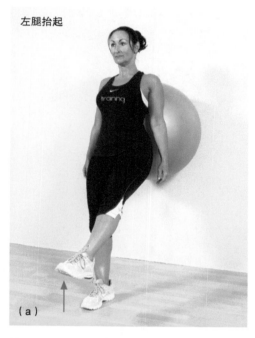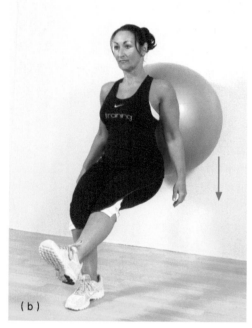

图 12.30　单腿健身球蹲：（a）起始姿势；（b）90 度蹲姿

弹力带侧向迈步

患者全足底与地面接触站立，双腿分开与肩同宽，背部保持自然中立位置。然后将一个环形弹力带绑在大腿中部，如图 12.31（a）所示。患者抬起非优势腿（使用优势腿来保持平衡）并将其向侧向移动，如图 12.31（b）所示，接着将该侧腿返回到起始姿势，然后再用另一侧腿重复同样的迈步动作，如图 12.31（c）所示。注意，迈步时不是侧向迈出一整步，而是在练习中加入一个小的弓步。

向左迈步　　　　　　　　　向右迈步

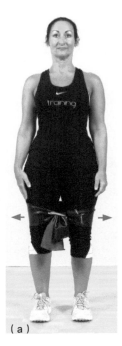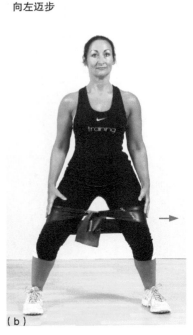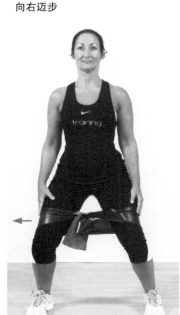

（a）　　　　　　　（b）　　　　　　　（c）

图 12.31　弹力带侧向迈步：（a）起始姿势；（b）优势腿支撑固定；（c）非优势腿支撑固定

椅上单腿蹲

　　患者全足底与地面接触站立，双腿分开与肩同宽，背部倚靠椅子。患者抬起非优势腿，使用优势腿来保持平衡。然后，患者通过蹲坐动作来缓慢地将身体下降，如图 12.32 所示。患者继续保持臀部与椅子的接触状态，然后慢慢地伸髋并回到练习动作的起始位置。

下蹲

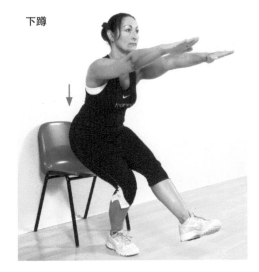

图 12.32　椅上单腿蹲

迈步合并弓步走

该练习是我最喜欢的练习之一，因为它同时动员了臀大肌和臀中肌。

第1阶段：迈步

患者站立，如图 12.33（a）所示，并用非优势腿向前迈步走，使足放平并接触地面。患者通过使用优势腿侧的足趾来维持平衡［图 12.33（b）］。

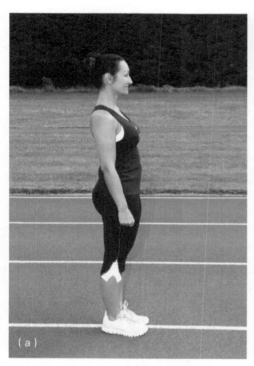
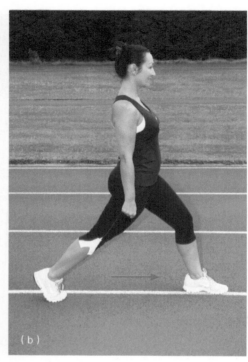

图 12.33　迈步合并弓步走：（a）第 1 阶段——起始姿势；（b）第 1 阶段——向前迈步

第2阶段：弓步

从图 12.33（b）中的平衡姿势开始，患者想象两只手各提一个装满水的水桶，把水桶的高度放低并接近地面，且不把水洒出来。患者的膝不超过其足尖，并且不出现膝内翻或外翻［图 12.33（c）］。如果患者能够做到，那么须重复进行这个降低身体高度的弓步练习，随后进阶到第 3 阶段的练习。

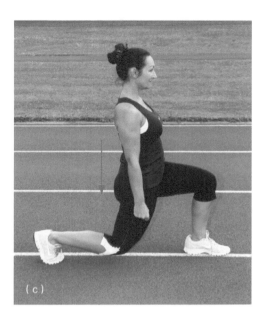

图 12.33（续）　迈步合并弓步走：（c）第
2 阶段——弓步

第 3 阶段：动作保持

　　患者在第 2 次重复第 2 阶段的动
作后，从较低的姿势下抬高身体（肌
肉向心收缩阶段），直到承重的优势腿
完全伸展，同时使用非承重侧（非优
势腿）的足趾控制平衡［图 12.33（d）］。

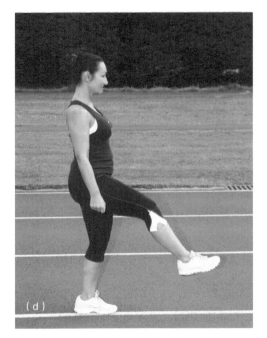

图 12.33（续）　迈步合并弓步走：（d）第
3 阶段——动作保持

第4阶段：迈步重复

现在用对侧腿重复迈步和弓步动作，如图 12.33（e）所示。

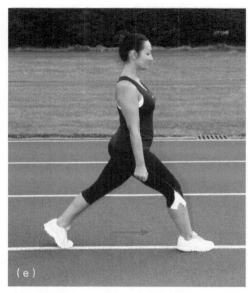

图 12.33（续） 迈步合并弓步走：（e）第4 阶段——用对侧腿迈步

进阶 1：胸段旋转

当患者掌握了迈步合并弓步走练习后，如果其有很好的技术来完成特定的动作，可以在现有练习动作的基础上添加一些额外的动作。这将开始使大脑集中在另一个练习的组成部分上，因此患者在练习中不得不有意识地考虑在运动时激活臀大肌。在针对臀大肌进行训练后，它应该就会在需要时实现主动收缩，而不是在有意识的条件下被激活。

在这一过程中，唯一的不同之处是，当患者在第 2 阶段向前迈步时，其开始使用手臂带动胸椎旋转，如图 12.34（a）所示。当患者继续到第 4 阶段时，其将胸椎旋转至另一侧，如图 12.34（b）所示。

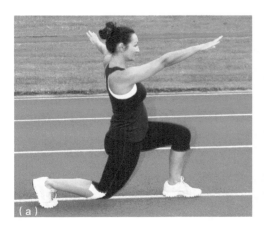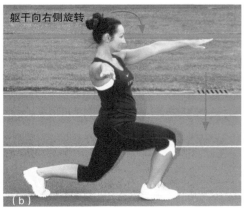

图 12.34　迈步合并弓步走伴随胸段旋转：（a）向左侧旋转；（b）向右侧旋转

进阶 2：负重

该练习在迈步合并弓步走练习的基础上增加重物的使用，例如哑铃。患者双手握住重物，使用优势腿进行引导，向前迈步并完成弓步走，如图 12.35（a）所示；然后使用非优势腿重复同样的动作，如图 12.35（b）所示。

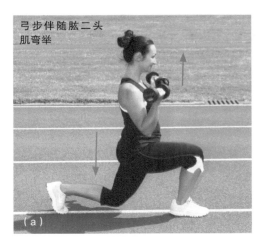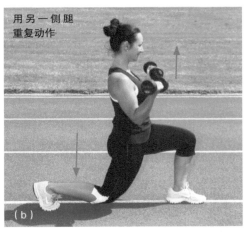

图 12.35　迈步合并弓步走伴随负重：（a）优势腿引导；（b）非优势腿引导

双腿跳跃

在地面上标记一条直线，患者站立在该线上，然后慢慢地下蹲，如图 12.36 （a）所示。患者在保持脊柱中立位的同时，通过伸髋动作跳跃到下一个被标记的线，在跳跃过程中两足离地，如图 12.36（b）所示。患者在落地时，膝不应出现内翻或外翻，否则可能表明臀大肌力弱。患者还必须确保膝关节不超过脚尖，如图 12.36（c）所示。

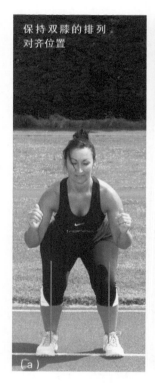
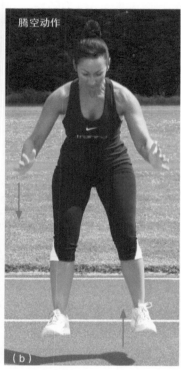
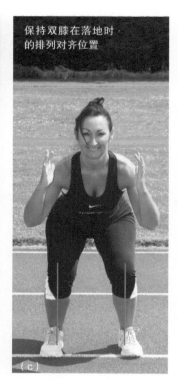

图 12.36　双腿跳跃：（a）起始姿势；（b）腾空动作；（c）完成姿势

单腿硬拉

患者使用优势腿站立，将非优势腿抬离地面并伸展，如图 12.37（a）所示。患者在保持背部直立状态下缓慢进行髋屈曲，并在计数至"2"的过程中使用对侧手触碰地面，如图 12.37（b）所示。然后，在计数至"2"的过程中患者进行髋伸展回到站立位。支撑腿一侧须保持直立状态，但是当腘绳肌的紧张限制了患者使用手触地的能力时，患者可以稍微屈曲支撑腿。

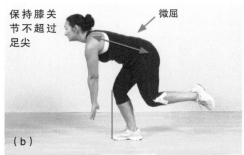

保持膝关节不超过足尖　　微屈

（b）

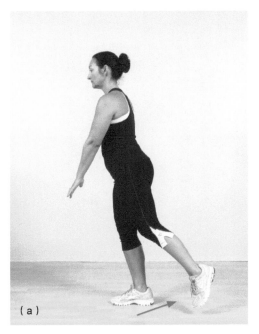

（a）

图 12.37　单腿硬拉：（a）起始姿势；（b）用对侧手触地

骨盆下沉位移

患者用优势腿站在一个 4 英寸（10 厘米）高的台阶上，如图 12.38（a）所示。然后，患者降低骨盆的高度来降低非优势腿的足跟。在这种情形下，足可在没有负重的情况下触碰地面，如图 12.38（b）所示。接着，患者在保持髋和膝伸展的同时，通过激活臀中肌使足回到略高于台阶的位置，如图 12.38（c）所示。

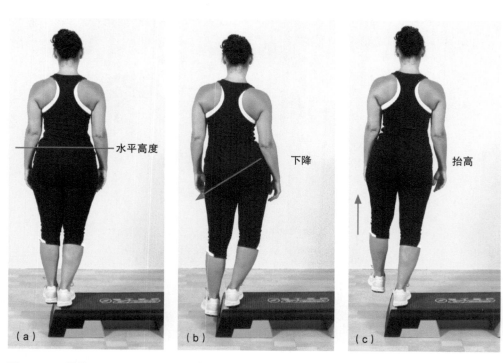

图 12.38　骨盆下沉位移：（a）起始姿势；（b）骨盆下降；（c）完成姿势

向前迈步站立

患者正面朝向 6 ~ 8 英寸（15 ~ 20 厘米）高的台阶站立，如图 12.39（a）所示，使用优势腿进行引导并向前迈上台阶［图 12.39（b）］，然后非优势腿向前迈上台阶［图 12.39（c）］。紧接着，患者降低非优势腿并使之回到地面，随后优势腿进行同样的回到地面的动作。

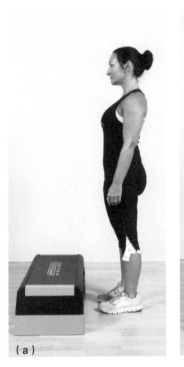
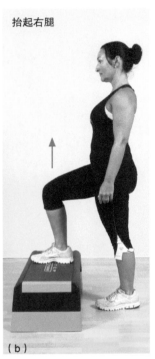
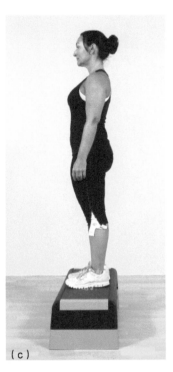

图 12.39　向前迈步站立：（a）起始姿势；（b）优势腿迈步；（c）非优势腿迈步

侧向迈步上－下

这一练习与向前迈步站立类似，但这一次患者的身体侧面朝向 6 ~ 8 英寸（15 ~ 20 厘米）高的台阶并站立于台阶上，如图 12.40（a）所示。患者抬起优势腿，然后把该侧足置于地面上［图 12.40（b）］。待足接触地面后，通过非优势腿的臀大肌收缩，将置于地面的腿抬起放回到台阶上，从而回到练习的起始姿势，然后用另外一侧腿重复上述的动作，如图 12.40（c）所示。

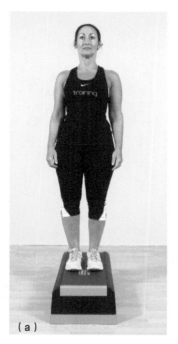 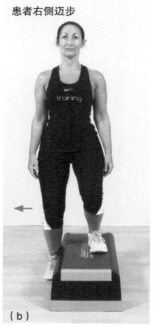 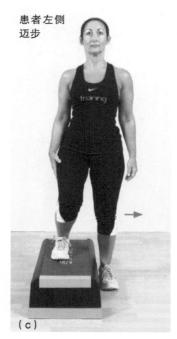

图 12.40　侧向迈步上 - 下：（a）起始姿势；（b）优势腿迈步；（c）非优势腿迈步

进阶：侧向迈步上 – 下伴随弓步

该练习与上一个练习相似，不同之处是加入了一个弓步动作。患者抬起优势腿，然后把足置于地面上。当足接触地面时，患者做一个弓步动作［图 12.41(a)］。然后通过非优势腿的臀大肌收缩，将置于地面的腿抬起放回到台阶上。然后用另外一侧腿重复上述的动作，如图 12.41（b）所示。

患者右膝
屈曲

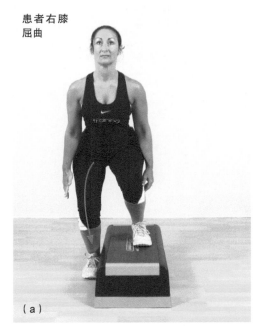

患者左膝
屈曲

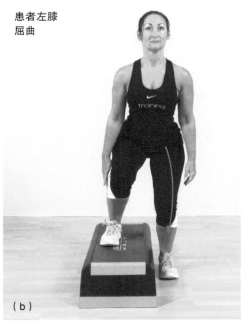

（a）

（b）

图 12.41　侧向迈步上 - 下伴随弓步：（a）优势腿；（b）非优势腿

作者简介

约翰·吉本斯是一位注册的整骨医生，*Bodymaster* 的作者，演讲者。他专门负责牛津大学体育队队员的运动损伤评估、治疗和康复工作。吉本斯在全球范围内为专业人士提供先进的治疗培训。他在 *SportEx*、*The Federation of Holistic Therapists*、*Massage World*、*Positive Health* 和 *Sports Injury Bulletin* 等杂志上发表了许多关于物理治疗的文章。吉本斯同时还是 *Muscle Energy Techniques：A practice Guide for Physical Therapists* 一书的作者。

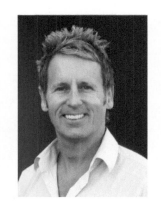

译者简介

王悦（M.Ed, MS, SPT）

北京体育大学运动康复系优秀本科毕业生；清华大学教育学硕士；美国南加州大学（USC）运动机能学硕士；现为美国南加州大学物理治疗系 2018 级博士生；曾参与 2015 年北京田径世锦赛中国田径队体能与康复保障服务工作，以及中国体操队备战 2016 年里约奥运会重点队员运动创伤预防及康复课题研究；专业研究方向：临床骨科康复的手法治疗与教学。

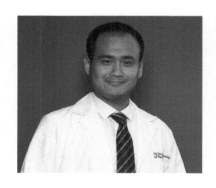

附录：臀大肌和臀中肌稳定性练习表

如下练习可以在物理治疗师的临床治疗时使用。每一个练习，都有一个空白格，可记录患者的重复次数和组数。

开放性动力链练习

练习	组数	重复
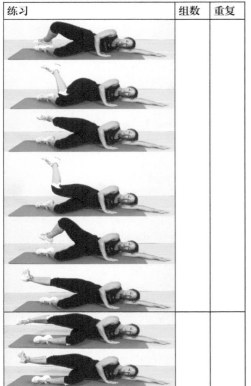		

练习	组数	重复
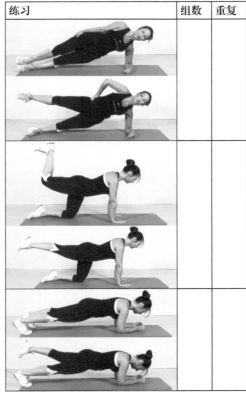		

封闭性动力链练习

练习	组数	重复	练习	组数	重复

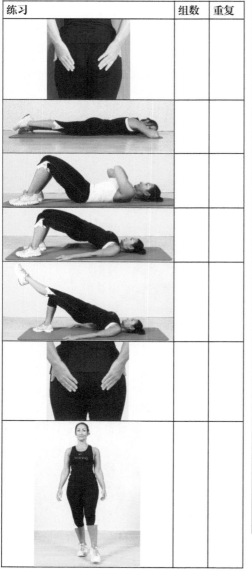 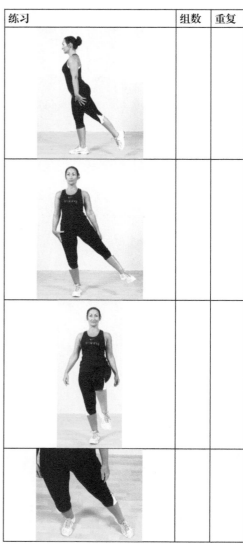

练习	组数	重复	练习	组数	重复

练习	组数	重复	练习	组数	重复
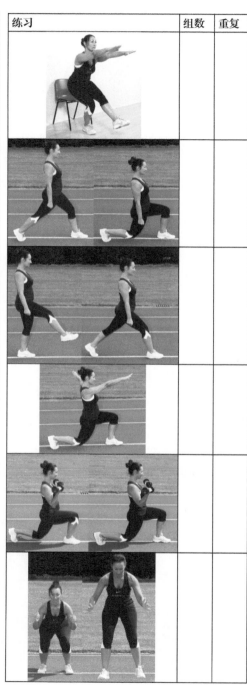					

练习	组数	重复

参考书目及文献

Abernethy, B., Hanrahan, S., Kippers, V., et al. 2004. *The Biophysical Foundations of Human Movement*, Champaign, IL: Human Kinetics.

Ayotte, N., Stetts, D., Keenan, G., et al. 2007. "Electromyographical analysis of selected lower extremity muscles during 5 unilateral weight-bearing exercises," *J Orthop Sports Phys Ther* 37, 48–55.

Bauer, A.M., Webright, W.G., Arnold, B.L., et al. 1999. "Comparison of weight bearing and non-weight bearing gluteus medius EMG during an isometric hip abduction," *JAT* 34, S58.

Beckman, S.M., and Buchanan, T.S. 1995. "Ankle inversion injury and hyper mobility: Effect on hip and ankle muscle electromyography onset latency," *Arch Phys Med Rehab* 76, 1138–1143.

Bolgla, L., and Uhl, T. 2005. "Electromyographic analysis of hip rehabilitation exercises in a group of healthy subjects," *J Orthop Sports Phyl Ther* 35, 488–494.

Boren, K., Conrey, C., Le Coguic, J., et al. 2011. "Electromyographic analysis of gluteus medius and gluteus maximus during rehabilitation exercises," *Int J Sports Phys Ther* 6, 206–223.

Bullock-Saxton, J.E., Janda, V., and Bullock, M.I. 1994. "The influence of ankle sprain injury on muscle activation during hip extension," *Int J Sports Med* 15, 330–334.

Cailliet, R. 2003. *The Illustrated Guide to Functional Anatomy of the Musculoskeletal System*, Chicago, IL: American Medical Association.

Chaitow, L. 2006. *Muscle Energy Techniques*, 2nd edn, Edinburgh: Churchill Livingstone.

Chek, P. 2009. *An Integrated Approach to Stretching*, Vista, CA: C.H.E.K. Institute.

Dalton, E. 2014. Short leg syndrome, part 1, Author website.

Distefano, L., Blackburn, J., Marshall, S., et al. 2009. "Gluteal activation during common therapeutic exercises," *J Orthop Sports Phys Ther* 39, 532–540.

Earl, J.E. 2005. "Gluteus medius activity during three variations of isometric single-leg stance," *J Sport Rehabil* 14, 1–11.

Earls, J., and Myers, T. 2010. *Fascial Release for Structural Balance*, Chichester, UK/ Berkeley, CA: Lotus Publishing/North Atlantic Books.

Elphinston, J. 2013. *Stability, Sport and Performance Movement*, Chichester, UK/ Berkeley, CA: Lotus Publishing/North Atlantic Books.

Fredericson, M., Cookingham, C.L., Chaudhari, A.M., et al. 2000. "Hip abductor weakness in distance runners with iliotibial band syndrome," *Clin J Sport Med* 10, 169–175.

Friel, K., McLean, N., Myers, C., and Caceras, M. 2006. "Ipsilateral hip abductor weakness after inversion ankle sprain," *J Athl Train* 41, 74–78.

Fryette, H.H. 1918. "Physiological movements of the spine," *J Am Osteopath Assoc*

18, 1–2.

Garrick, J.G. 1977. "The frequency of injury, mechanism of injury, and epidemiology of ankle sprains," *Am J Sports Med* 5, 241–242.

Gibbons, J. 2008. "Preparing for glory," *International Therapist* 81, 14–16.

Gibbons, J. 2009. "Putting maximus back into the gluteus," *International Therapist* 87, 32–33.

Gibbons, J. 2011. *Muscle Energy Techniques: A Practical Guide for Physical Therapists*, Chichester, UK: Lotus Publishing.

Hammer, W.I. 1999. *Functional Soft Tissue Examination and Treatment by Manual Methods: New Perspectives*, 2nd edn, Gaithersburg, MD: Aspen.

Hertel, J., Sloss, B.R., and Earl, J.E. 2005. "Effect of foot orthotics on quadriceps and gluteus medius electromyographic activity during selected exercises," *Arch Phys Med Rehab* 86, 26–30.

Hungerford, B., Gilleard, W., and Hodges, P. 2003. "Evidence of altered muscle recruitment in the presence of posterior pelvic pain and failed load transfer through the pelvis," *Spine* 28, 1593–1600.

Ireland, M.L., Wilson, J.D., Ballantyne, B.T., and Davis, I.M. 2003. "Hip strength in females with and without patellofemoral pain," *J Orthop Sports Phys Ther* 33, 671–676.

Janda, V. 1983. *Muscle Function Testing.* London: Butterworth-Heinemann.

Janda, V. 1987. "Muscles and motor control in low back pain: Assessment and management," in Twomey, L.T. (ed.), *Physical Therapy of the Low Back*, New York: Churchill Livingstone, 253–278.

Janda, V. 1992. "Treatment of chronic low back pain," *J Man Med* 6, 166–168.

Janda, V. 1996. "Evaluation of muscular imbalance," in Liebenson, C. (ed.), *Rehabilitation of the Spine: A Practitioner's Manual*, 1st edn, Baltimore, MD: Lippincott, Williams & Wilkins, 97–112.

Jarmey, C. 2006. *The Concise Book of the Moving Body*, Chichester, UK/Berkeley, CA: Lotus Publishing/North Atlantic Books.

Jarmey, C. 2008. *The Concise Book of Muscles*, 2nd edn, Chichester, UK/Berkeley, CA: Lotus Publishing/North Atlantic Books.

Kankaanpaa, M., Taimela, S., Laaksonen, D., et al. 1998. "Back and hip extensor fatigability in chronic low back pain patients and controls," *Archives Phys Med Rehab* 79, 412–417.

Kendall, F.P., McCreary, E.K., Provance, P.G., et al. 2010. *Muscle Testing and Function with Posture and Pain*, 5th edn, Baltimore, MD: Lippincott, Williams & Wilkins.

Leavey, V.J., Sandrey, M.A., and Dahmer, G. 2010. "Comparative effects of 6-week balance, gluteus medius strength, and combined programs on dynamic postural control," *J Sport Rehabil* 19, 268–287.

Lee, D.G. 2004. *The Pelvic Girdle: An Approach to the Examination and Treatment of the Lumbopelvic-Hip Region*, Edinburgh: Churchill Livingstone.

Lehman, G.J., Lennon, D., Tresidder, B., et al. 2004. "Muscle recruitment patterns during the prone leg extension," *BMC Musculoskel Disord* 5, 3.

Maitland, J. 2001. *Spinal Manipulation Made Simple: A Manual of Soft Tissue Techniques*, Berkeley, CA: North Atlantic Books.

Martin, C. 2002. *Functional Movement Development*, 2nd edn, London: W.B. Saunders Co.

Mitchell, F.L., Sr. 1948. "The balanced pelvis and its relationship to reflexes," *Academy of Applied Osteopathy Year Book 1948*, pp. 146–151.

Norris, C.M. 2011. *Managing Sports Injuries: A Guide for Students and Clinicians*, 4th edn, Edinburgh and New York: Churchill Livingstone.

Ogiwara, S., and Sugiura, K. 2001. "Determination of ten-repetition-maximum for gluteus medius muscle," *J Phys Ther Sci* 13, 53–57.

Osar, E. 2012. *Corrective Exercise Solutions to Common Hip and Shoulder Dysfunction*, Chichester, UK: Lotus Publishing.

O'Sullivan, K., Smith, S.M., and Sainsbury, D. 2010. "Electromyographic analysis of the three subdivisions of gluteus medius during weight-bearing exercises," *Sports Med, Arthroscopy, Rehab, Ther & Technol* 2, 17.

O'Sullivan, P., Twomey, L., Allison, G., et al. 1997. "Altered pattern of abdominal muscle activation in patients with chronic low back pain," *Austral J Physiother* 43（2）, 91–98.

Pierce, N., and Lee, W.A. 1990. "Muscle firing order during active prone hip extension," *J Orthop Sports Phys Ther* 12, 2–9.

Richardson, C., Jull, G., Hodges, P., and Hides, J. 1999. *Therapeutic Exercise for Spinal Segmental Stabilization in Low Back Pain: Scientific Basis and Clinical Approach*, Edinburgh: Churchill Livingstone.

Sahrman, S. 2002. *Diagnosis and Treatment of Movement Impairment Syndromes*, 1st edn, St. Louis, MO: Mosby Inc.

Schmitz, R.J., Riemann, B.L., and Thompson, T. 2002. "Gluteus medius activity during isometric closed-chain hip rotation," *J Sport Rehabil* 11, 179–188.

Sherrington, C.S. 1907. "On reciprocal innervation of antagonistic muscles," *Proc R Soc Lond [Biol]* 79B, 337.

Smith, R.W., and Reischl, S.F. 1986. "Treatment of ankle sprains in young athletes," *Am J Sports Med* 14, 465–471.

Thomas, C.L. 1997. *Taber's Cyclopaedic Medical Dictionary*, 18th edn, Philadelphia, PA: F.A. Davis.

Umphred, D.A., Byl, N., Lazaro, R.T., and Roller, M. 2001. "Interventions for neurological disabilities," in Umphred, D.A.（ed.）, *Neurological Rehabilitation*, 4th edn, St. Louis, MO: Mosby Inc., 56–134.

Wilmore, J.H., and Costill, D.L. 1994. *Physiology of Sport & Exercise*, Champaign, IL: Human Kinetics.

Wolfe, M.W., Uhl, T.L., Mattacola, C.G., and McCluskey, L.C. 2001. "Management of ankle sprains," *Am Fam Physician* 63, 93–104.